ういらう

東洋神秘思想と共に二千年

外郎　まちこ

東京図書出版

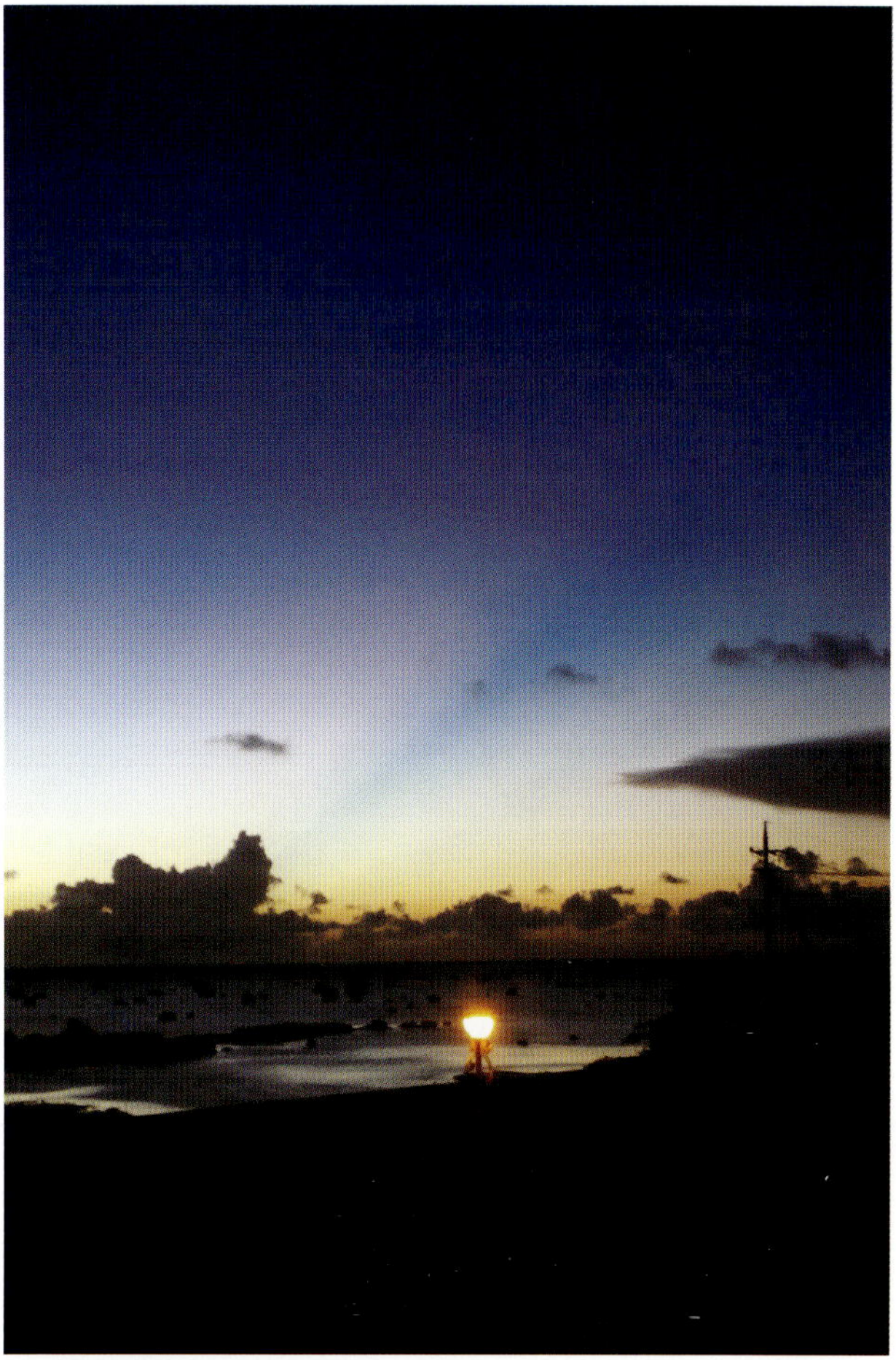

宮古島市の夕暮れ（田道間守《たじまもり》のことを教わった日）

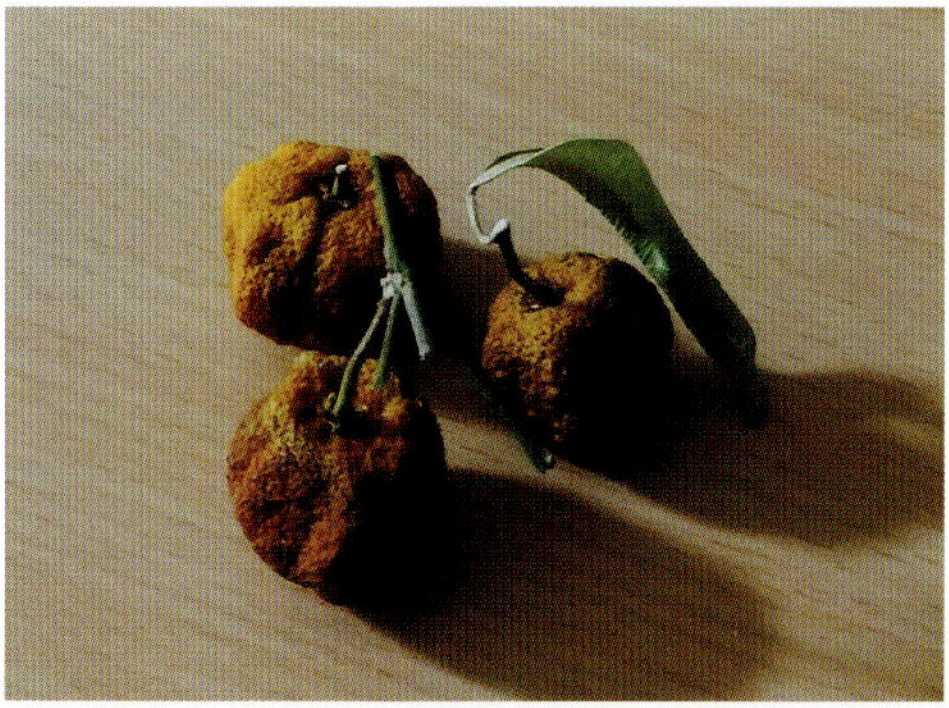

橘皮（乾燥途中のもの）

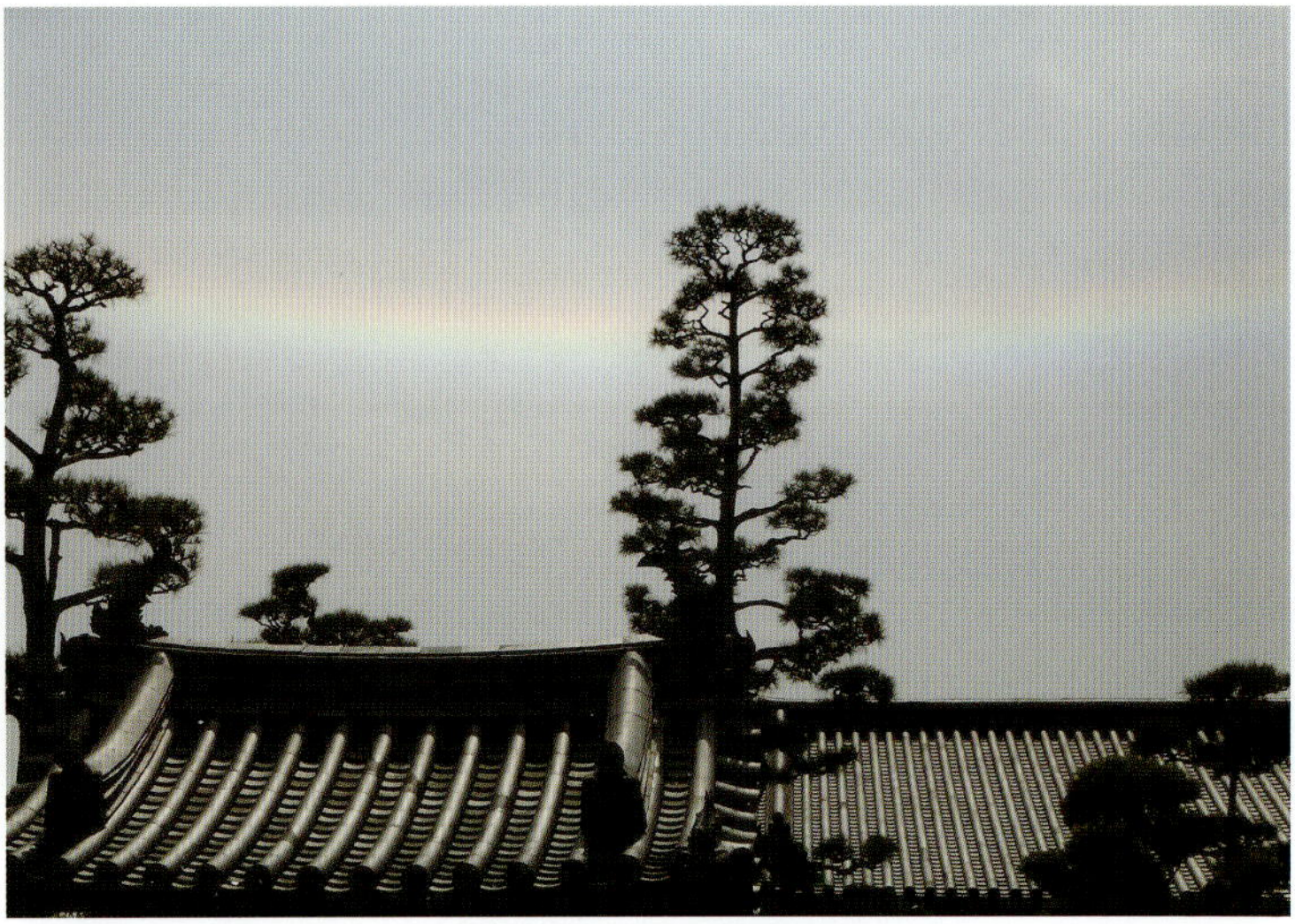

法隆寺　逆《さか》さまの虹

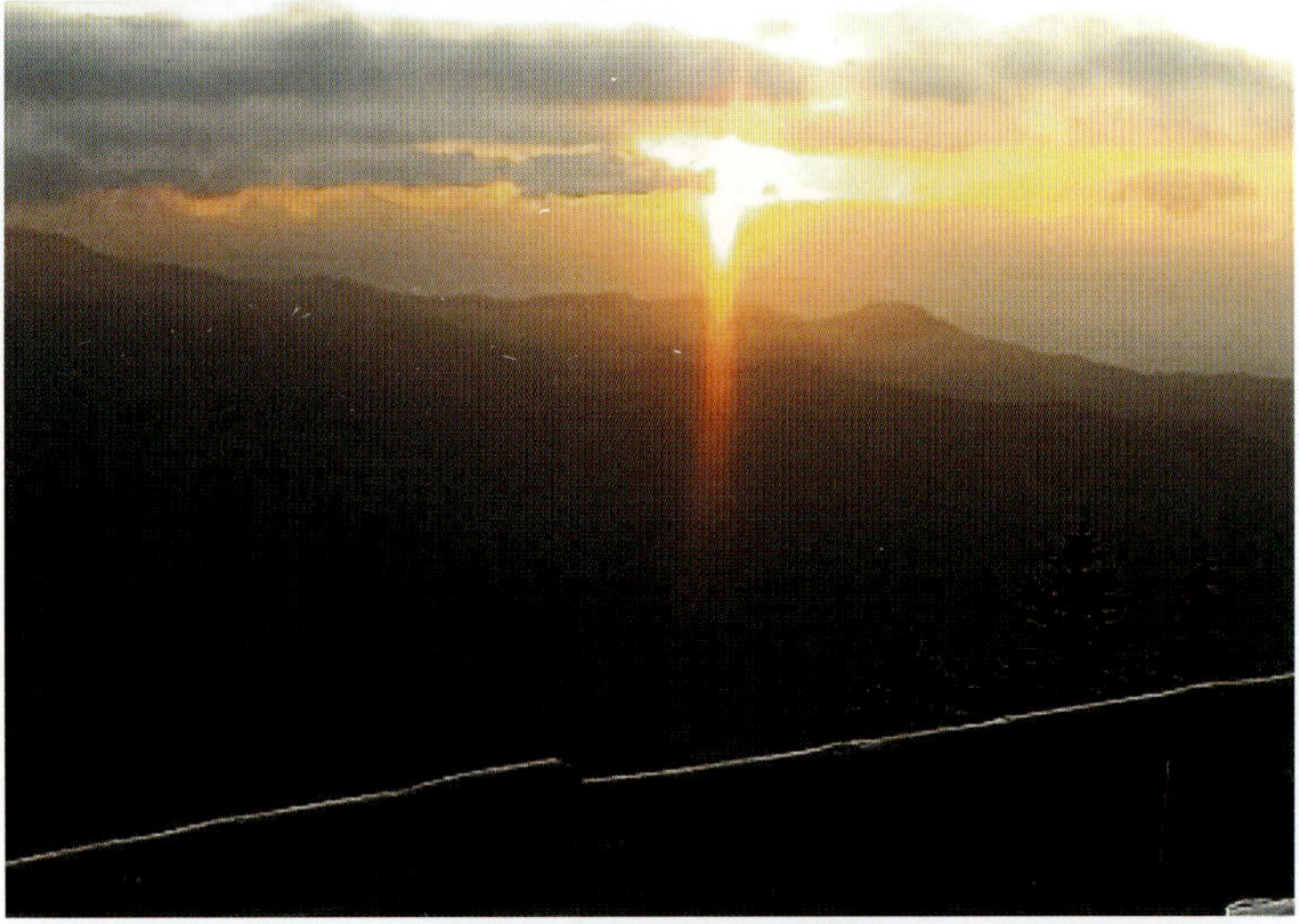

七面山から拝したご来光

はじめに

「ういろう」（旧かな遣《づか》いでは「ういらう」）と聞くと誰でも一度くらいは聞いたことがあるくらい、よく知られた菓子の名前です。しかし、それが元々は名字であったことを知る人は少ないのではないかと思います。私はその外郎家《ういろうけ》に生まれました。先祖が初めて菓子を作ったのは室町時代ですから、五百数十年後の子孫ということになります。菓子の「ういろう」は勿論その時から現在まで伝えてきていますが、実はそればかりでなく、外郎家はそれよりも遥か昔の、神話の時代に仙人が造ったという薬を大切に守り伝えてきた家でもありました。しかしそれらの仙薬は、暫く前に大きな転換期を迎えました。

私は既に実家を離れていますが、その家に生まれ育ち、また薬剤師として仙薬に関わってきたことから、二千年という長い間、口伝でのみ伝えられたそれらの薬の隠された製法を、実家の言い伝えと共に書き残しておくことに致しました。つまりこの本は、カビが生えそうなくらい旧い、ある一家にまつわる話だということもできます。

この本を書くまでに私は多くの人に支えられ、多くの偶然に助けられてきました。ですから私は感謝を込めて、私を見守って下さっている全ての存在にこの本を捧げたいと思います。

外郎まちこ

二〇一六年　夏

ういらう☯目次

ことの起こり

その山は中国南部、雲南省にある。昔から霊山として崇められ、未だに誰一人その頂上に登ったことがない、いわゆる処女峰である。緯度で比べれば沖縄より南にあることになる。それでいながら、険しい岩肌に降った雪は溶けることがなく万年雪となり氷河となって下る。高くそびえる白き頂が青空に映える時、その眩い美しさは神々しいばかりだと聞いている。

遥か昔、と言っても紀元前後、中国では前漢時代が終わりを告げようとしていた頃だと思うが、その山で一人の仙人が修行に励んでいた。しかし、修行の途中、仙人は病に

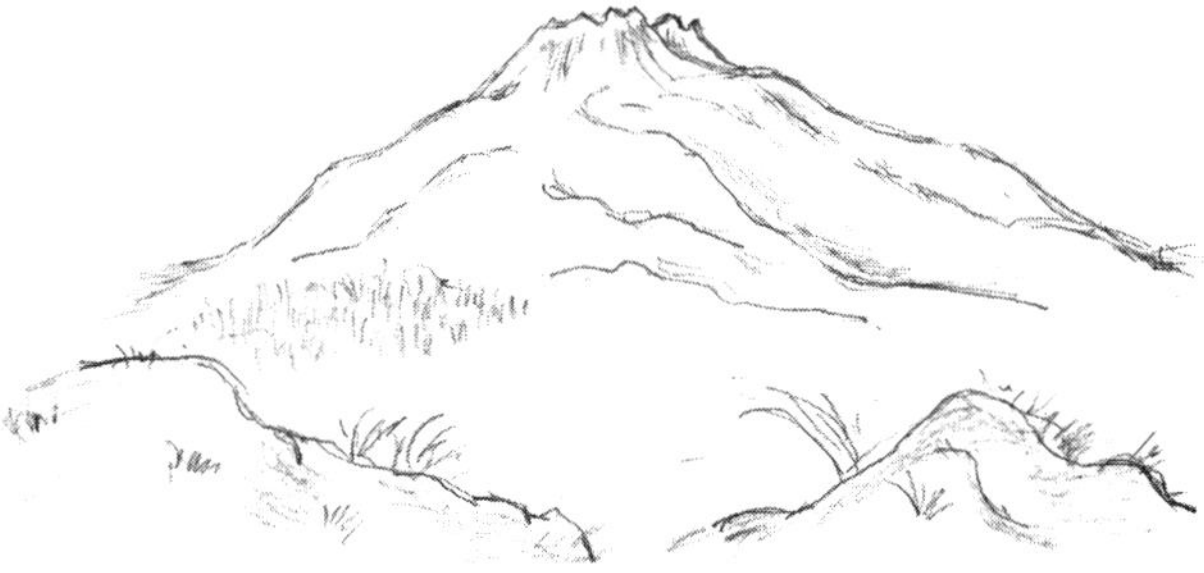

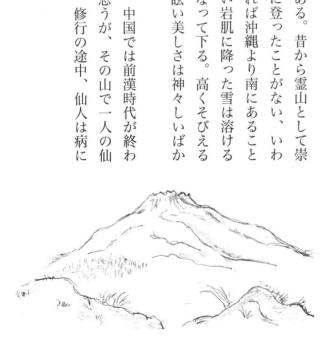

侵《おか》されてしまう。彼は自分の病気を治しひいては病気に苦しむ全ての人を癒やせる薬が欲しいと願った。そして、その山に「万人に良薬となる薬を授けたまえ」と祈ったという。願いは叶い、仙人は神の感応を受け、三つの薬の造り方を教示されたという。「陽の薬」、「陰の薬」、そして、おそらく〝陰と陽の間〟という意味だろう「中間の薬」である。

陽の薬の主薬は麝香《じゃこう》。陰の薬の主薬は白檀《びゃくだん》。中間の薬は、それは三つの違う剤形の薬を合わせたものであり、主薬は二つ、沈香《じんこう》と牛黄《ごおう》である。どの主薬も中国漢方で使われる生薬ではあるが、あまり繁用される薬ではない。さらにその処方中にある琥《こ》珀《はく》や華茇《ひはつ》、乳香《にゅうこう》などは漢方では滅多に使われない生薬である。私は古代インド医学の流れを汲んでいる処方のように考えている。雲南省はチベットに接し、またミャンマーや、ラオス、ベトナムと国境を接する地域である。医学においても他の国の影響を受けていることは十分考えられる。古代インド医学はウナニとアーユルヴェーダの二つがあると聞くが、ウナニが主に草木生薬を使うのに対し、この仙薬は動物生薬を使っていることと銀が使われていることを考えると、アーユルヴェーダ系の薬であろう。さらに中国古代医学はアーユルヴェーダ医学の影響を受けて発展したという説があるようだが、漢方で、「香り」を治療に利用していた例は聞いたことがなかった。一方アーユルヴェーダには香油を使う療法があると聞く。そして、この仙薬も薬の「香り」を重要視していたようである。何故なら、この薬は味だけではなく、その香りも、嫌だと感じる人には飲ませてはいけない、と伝えられているからだ。

　さらに主薬のうち、三つまでが現在も「香」として使われている。「香」として使われていないのは牛黄だけだ。それどころか牛黄には独特の、私にとってはあまり良い匂いではない動物臭がある。見方を変えれば、特徴的な「におい」がある生薬であ

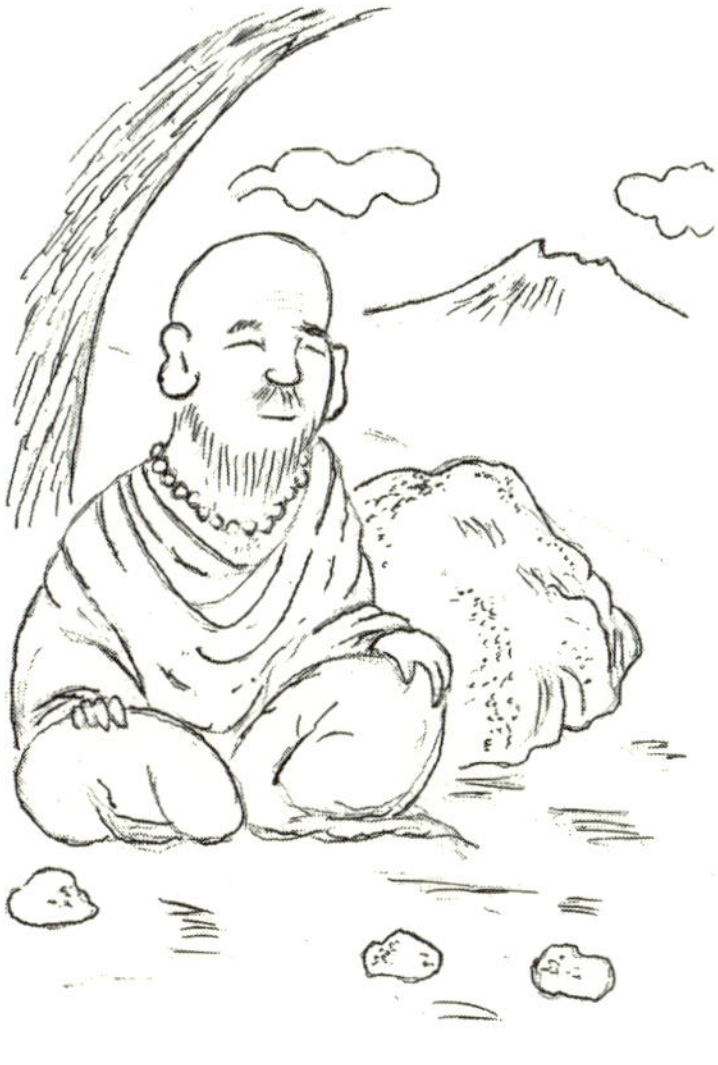

ることは主薬全部に共通している。

また陰陽《いんよう》の考え方は中国の古代哲学や漢方に出てくるが、三という数字はむしろ古代インド哲学を想起させる。それは、多分、二という数については、古代中国の陰陽の考え方、すなわち、この世には天と地、昼と夜、冬と夏、裏と表、日向《ひなた》と日陰のように、二つの、お互いに対立しているが決して別々には切り離すことのできない事象があることから来ているようだ。陰陽の思想では、その二つの相対する事象は常に変化していて、決して同じ状態に留まることはない。そして、人もその矛盾した動きの中にいるわけだが、その矛盾と変化を認識できず、受け入れることができないところから苦しみが生じる、と考えていたようである。仏教でも、全ての事象は常に変わり動いており、生じたものは必ず滅びる、と説いているが、執着によってその動きと変化を止めよう、留めようとする所に無理が生じ、そこから苦しみが生まれるとしている（私の解釈ではそうなる）。さらに、古代中国思想ではそこに五行説という考え方が加わる。それはこの世の事象を木火土金水の五つの性質に分けて考えるものである。季節や食物ばかりでなく、人の臓器や感情も五つに分けて説明されている。この五つの性質も多くなったり少なくなったりしながら、常に動いていると考えられている。そのため人が健康を保つにはこの性質を知り、各々の性質ができるだけバランスを保って動くように身体の状態を持っていくことが良いとされるようだ。私はこの五行説を知る前には怒りの感情や悲しみの感情は悪いものとして、できるだけ抱かないようにしたい、と思っていた。しかし五行説では怒りの感情も悲しみの感情も必要とされている。例えば、五行説では「喜びの感情が多すぎると心臓を悪くする」と言われているが、確かに私が知る人で「喜び」を多く心に抱いている人は心臓を悪くしている人が多いように思う。五行説から考えれば、怒りや悲しみの感情も人間には必要なものなのだ。ただし怒りや悲しみは他の感情より心に傷を残しやすい。そのため怒りや悲しみを手放すことは、その感情を意識していなければ中々難しいことだと思う。それでも、そのことにさえ、つまり感情の虜《とりこ》にならないようにさえ気を付けていれば、自然に湧いてきた感情を、悪いものと決め付けて、押し殺そうとか、他の感情に変えようと努力しなくても良いのではないか、と思っている。

一方、古代インド哲学は、相対するもの、矛盾する事象はそのままに、そのありかたと動きを観察し認識し受け入れれば、この苦の世界から離れることができると、言い換えれば、二つの相対する事象を統合し超越した所（三つめ）に宇宙や自然界の本当の真理があると考えていたようだ。多分そこから、古代インド哲学は、三という数を重要視しているように思われる。アーユルヴェーダは人の体質も三つに分けて考えている。いや、よく考えてみればキリスト教にも「三位一体」という言葉があり、日本の神道にも「三種の神器」があるから、三という数字を神聖視していたのは古代インドだけではなかったかもしれない。そして、この仙薬も三種類であるということは、昔から不老長寿の薬は一種類、というイメージを持っていた私には大変興味深いことだった。

仙人は自ら中国大陸の殆どの地域を渉猟《しょうりょう》して生薬を集め薬を製したと聞いている。陽の薬に使われる生薬の数は十にも満たないが、陰の薬と中間の薬に使われる生薬の数は、どれが何に効いているか分からないほど多いから、たとえ神通力で何処《どこ》にある植物か見つけ出すことができたにしても、大変な旅だったろう。さらに私は、生薬とは原料植物を見つけたら採取して、水洗いして、乾燥させたもの、と思い込んでいた。ところが生薬について勉強してみると、先ず原料植物には野菜と同様に採取するのに適した時期があることを知った。それも、どう見ても呪術的でないかと思うように、採取時期が限定されている生薬まである。例えば、私が一生に一度は調合してみたいと思っている処方の一つに「王不留行散《おうふるぎょうさん》」という薬がある。金属で受けた傷を治すのに著効があるとされ、刀や槍などの刃物で傷を受けた時に使用すると、時には切断された神経さえ回復させる力があると聞く。その薬に使われる王不留行《おうふるぎょう》という生薬の原料植物は、昔はヒメケフシグロやフシグロの全草を使っていたが、近年はオオイタビの果実に代わってしまったそうだ。そして、そのために薬効も変わってしまったのだろうか、オオイタビを王不留行として造った王不留行散は刃物の傷には効果がない、と聞いている。しかし、有り難いことにフシグロは絶滅してしまったわけではなく、栽培している人がいることを最近耳にした。私でも何時《いつ》かは「王不留行散」を造れるかもしれない、と希望を抱いている。

前置きが長くなったが、その王不留行散の構成生薬のうち、王不留行は八月八日に採取し、ソクズ（草《クサ》ニワトコともいう）は七月七日に採らなければならない。また桑の根は三月三日に木の東南側に生えている根を採取するように記載されている。そう、何と採集する日時、掘る根の位置まで決められている生薬もあるのだ。

少なくとも、原料植物を見つけた時に、何時でも何処の土地のものでも、またどの部位でも構わず採取して良いわけではないことは確かである。季節により、地域により、また同じ植物でも部位により、植物に含まれている多様な成分の含有量に違いがあるからだと思う。

部位を例に挙げれば麻黄という生薬がある。茎は発汗作用があるので、風邪で熱がある時によく処方される漢方薬の構成生薬として使われる。しかし茎の途中に入っている節は逆に止汗作用を持っている。しかし、初め、私はそれを知らなかった。麻黄の根に近い部分の茎は節だらけなので切って捨てていたが、何故捨てるかさえ知らなかったため、「勿体《もったい》ない」と思い、その節だらけの部位を使って自分で風邪薬を調合し、発熱時に飲んでみた。効き目は覿《てき》面であった。身体が内側から高温で蒸されているような感じがした。悶々としてじっと寝ていることができない。幸い飲んだ量が少なかったので数時間苦しんだだけで済んだが、麻黄の節が持つ止汗作用は一発で頭に入ってしまった。尤も、麻黄の節を利用した汗止め薬は聞いたことがないから、他の副作用で具合が悪くなった可能性もあったが。

それから、薬は毒にもなるものが多い。毒性が強いものは毒を抜いたり弱めたりして副作用が起きないような処理、調整をしてからでなければ使えない。そのため、塩水やにがり液に漬けておいてから乾燥させるもの、蒸し焼きにしてから使うものや、材木と同じように、乾燥状態で長く寝かしておいた方が良いとされるものもある。また、同じ植物でも、そのまま乾燥させたものと蒸してから乾燥させたものでは効き方が違うものもある。そんな生薬の一例として、生姜は、その使用目的により、生をそのまま使う時、乾燥させてから使う時、そして蒸してから乾燥させたものを使う場合がある。湯通ししてから乾燥させると良いとされるものもある。さらに、切ってから乾燥させる方がよい生薬もあれば、丸のまま乾燥させ、調合する直前に切ったほうが良いとされている生薬もある。例を挙げれば、蒼朮《そうじゅつ》という名の生薬がある。根を乾燥させたものなので黒くてゴツゴツしているが、切ると切り口からフワッと煙のようなものが上がる。それは空気に触れると固体化して切り口や包丁に白く付着する。すぐ乾いてしまうのでベタベタすることはない。私はその不思議な特徴が面白くて、かなり大きい袋に入っていたものを全部小さく切ってしまい、大目玉をくったことがある。そして蒼朮を使う時は調合する直前に切るべきであったことを知った。その方が、薬効が強くなるのかもしれないが、その理由に確証はない。また私が切ったのは蒼朮でも『古立《こだ》ち蒼朮』と呼ばれるものだった。今の蒼朮とは少し違うかもしれない。

余談だが、蒼朮と大変薬効が近いものに白朮《びゃくじゅつ》という生薬がある。その白朮と滑石《かっせき》という白い鉱物生薬を一緒にビニール袋に入れておくと滑石は淡いピンク色に着色する。そこに桂皮《けいひ》（シナモンでも良いと思うが薬用に使用するものを使った）を追加して入れると滑石の表面はまた色を変え、淡いが美しい、コバルトブルーに近い青色になる。そこで色が変わった滑石をビニール袋から出しておくと、速やかにまた元の白色に戻っていく。蒼朮でも試してみたが、結果は全く覚えていない。何故、色が変わるのかも分からなかった。何の役にも立たない知識だが、そして生薬で遊ぶのは不謹慎かもしれないが、きれいな変化なので試す機会のある方は試してみて頂きたいと思う。

話を元に戻して、これらの生薬によって必要な処理、料理にたとえれば下ごしらえともいえる調整法は「修治《しゅうち》」とよばれている。漢の時代には既に修治を済ませた生薬が市場や店に集められ、売られていたとも聞くが、今でも幾つかの原料生薬は仕入れてから選別、加工をしている。二千年前はどうだったか分からないが、現代のように自動車や冷蔵庫などの文化機器が無い時代である、虫に食べられやすい生薬や、カビが生えやすい生薬は保存も運搬も現在より遥かに大変だったのではあるまいか。さらに陽の薬は製してから熟成が必要な薬である。製法が分かってから実際に薬がこの世に誕生するまでかなりの年月を要したはずだ。製薬自体、既に大変な修行だったと思われる。

三つの薬のうち、陽の薬は主に急性病に使われ、陰の薬は主に慢性疾患に使われる。「主に」というのはいい加減に言っているのではなく中国古来の思想、陰陽の考え方に基づいているためである。私が学んだ古代中国の思想では宇宙は太極図《たいきょくず》と呼ばれる黒と白の二つの勾玉《まがたま》の形を対称的に組み合わせて円にしたもので表される。其々勾玉の一番太い部分の中心に、小さな丸が相対する相手の色で、まるで色が違う両目のように描かれている（丸が種子の形になっている図もある）。

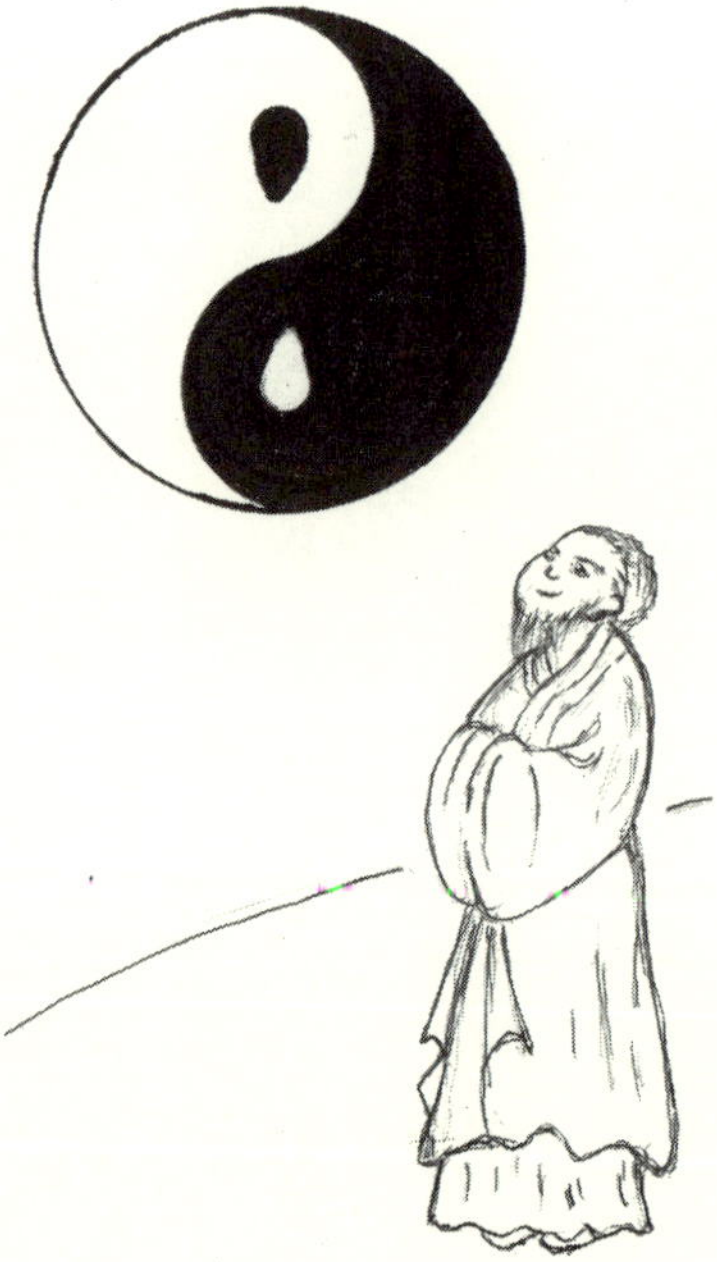

この図は円で表された宇宙の中で常に陽と陰（のエネルギー）が互いに相関しながら絶えず動き続けていることを意味しているという。陰と陽のバランスが一方に大きく傾き、どちらかだけが殆どの割合を占める事になると逆転現象が起きるという。そのことは、前述の小さな丸で示されているようだ。つまり、陰が陽を押しのけて大部分を占めるようになると、その中には陽の種子が宿り、陽が大部分になれば、その中に陰の種子が宿るということらしい。言葉でその状態を表すと「陰極まれば陽となり、陽極まれば陰となる」ということになる。その現象はよく、日照りが続いて（陽）海から水を蒸発させ、その水蒸気が集まって雲を作り、その雲が日を遮り、雨を降らせる（陰）。雨が降りきって雲が消えると、また日が照ってくる（陽）、という自然の循環を例に説明されている。病気でいえば外見では陽の症状が出ている時、その症状が見立て通り陽である場合が殆どだが、中には内面で陰の症状が極まった結果、症状が陽に転換して表れている場合があることを示している。またその逆も考えられる。より具体的に話すと、私は、薬を使っていた方々から、急性の食中毒や動悸、息切れなどの症状の時には陽の薬を目安の用量より多くして頓服《とんぷく》として飲んだ方が早くよくなるが、断続的に長く続く病気、例えば喘息《ぜんそく》やメニエル（めまい、耳鳴り、難聴、耳閉《じへい》感《かん》が重なって繰り返し起きる病気）は、同じ陽の薬でも飲む量をかなり減らして連用した方がよく効くようだと教わった。陽の薬を陰の症状に転用したのだと思った。

またそれとは逆に、頭重と立ちくらみで困った人が、陰の薬を分量通り飲んでみたがあまり良くならず、匂いがきついと感じたので、試しに薬の量を半分以下に減らして飲んでみたら、すぐ楽になった、と教えてもらったこともある。陰の薬を陽の症状に転用した例だと思う。

しかし西洋医学に学び、薬の用量、用法が定められている事が当たり前になっていた私は、これらの仙薬に決まった用量がなく一回に服用する量は目安量《めやすりょう》しか決められていない上、用法も様々だと気付いた時には「何といい加減な薬だ。こんないい加減で、よく二千年も平気で造っていたものだ」と呆れたものだった。しかし漢方について学び、この世には一人として全く同じ身体、体質を持った人がいないのだ、ということを意識した時、むしろ、飲む人が自分の身体に合わせて用量を調節して飲むことができる薬である方が、薬につきものの副作用が出ない確率は高くなる、つまり体質とか症状の強弱が一人ひとり違っていても、同じ薬で治せる人達が多くなる可能性があることに気が付いた。漢方薬は本来人の病気だけでなく体質にも合わせてオーダーメイドで造るため、薬の量や種類を加減して造る、いわゆる加減方がよく知られている。この仙薬の場合は処方内容が決まっているため、加減方にできない。しかし代わりに、体質に多少合わなくても量と飲み方を調節することにより、同じ薬をより多くの人が使えるよう考えられているのだ、と思った。

実際、この薬には、匂いと味が合わない人は使ってはいけない、さらに飲む量を増やした時、不味《まず》いとか匂いがきついと感じたら、薬を止めるか量を減らすように、という戒めがある。そこで漸く、私は私なりに、この仙薬が用量も用法も、西洋医学で使われる薬のようにきちんと決められていない理由を納得したのだった。

もう一つの「中間の薬」については、私にはよく分からないことが幾つかある。陰陽の中間の薬だからといって効き目が弱いわけではないようだ。あるご婦人は更年期《こうねんき》になってから子宮筋腫《きんしゅ》が出来て切除することになり、数カ月後の手術日も決まっていたそうだ。しかしその後にこの薬を知り、続けて飲んだところ、手術前の検査で筋腫が小さくなっていることが分かり、手術しないで様子をみることになった、と私に話してくれた。

この「中間の薬」は、朝飲むのは粉薬、昼は板状に固めたものを、丁度板チョコのように割って服する（錠剤成型機が導入されてから剤形は錠剤に変更されている。板剤では用量を決めにくかったのではないか、と思う）。また夜飲む薬は生薬を真綿《まわた》で包んで、または絹の袋に入れティーバッグのようにしてある。飲むときは熱湯で振り出すか軽く煎じて、その液を服するのである。不思議なのは、その三つの剤形の薬は室町時代には各々別々に名前を付けられていたらしい。もしかすると目的により別々に使われていたのかもしれない。しかし口伝ではあくまで三つ揃えて一つの薬としている。

さらにもう一つ別に振り出して飲む薬も一緒に伝わっているが、その振り出し薬のことは口伝にも言い伝えにも出てこない。処方も中間の薬に含まれる振り出し薬とは違っている。初めからそれだけ単品で服用するよう造られた薬のようにも思われる。その薬が何時ごろ仙薬に加わったか、それとも初めから陽か陰の薬に付随して伝えられていたのか、それは全くの謎である。

「中間の薬」に話を戻すと、昔、山登りしていた人から、息切れした時には「陽の薬」が効くので携帯していくが、出発前に「中間の薬」のうち、昼服用の錠剤を飲んでおくと、飲まないで行った時よりも息切れしないか、しても少ないような気がする、と聞いたことがある。そこで、これは私の想像だが、三つの薬が違う剤形でワンセットになっているのは、仙人や修験者が修行で山に入る時に使った薬だったからではないだろうか。剤形として体に吸収される速度は液剤が一番速いとされるが、朝出発前の身支度で慌ただしい時にわざわざ湯を沸かして振り出しや煎液を作る暇はないだろうし、昼の山歩きをしている最中に粉薬や丸薬を飲もうとすると、状況によっては風に飛ばされ、または転がして薬を失《な》くす可能性がある。板状の薬なら固形で持ちやすい。さらに必要な時に割って飲むので、失くす心配は少なくなる。夜には湯を沸かして振り出し薬を飲む時が寝る寸前になったとしても、吸収が早いので服用後すぐ寝ても胃への負担は少ないはずだ。つまり、中間の薬は病気の時に飲む薬ではなく、健康な人が健康を維持するために飲む薬であるような気がした。病気に至っていないから身体のバランスはまだ陰にも陽にも大きく傾いていない、つまりどちらの状態にも入っていないので、「中間の薬」と言われたのかもしれない。

この三つの仙薬は、たぶん江戸時代くらいから、陽の薬だけがよく知られるようになった。確かに使う人の立場から見れば、自分の身体に合い、病気さえ治れば一種類の薬でも問題はないだろう。しかし、仙人の志を継いで、薬で万民の役に立ちたい、と願う者にとっては三つとも（実際は六つだが）必要な薬なのである。

口伝《くでん》から

これらの仙薬が何時ごろから、ある一家に伝わったのか、言い伝えは何も語っていない。薬の誕生についての言い伝えは、それから千五百年も後、その一家の子孫が、薬を造る時の心の持ち方を保つため、いわば心の拠《よ》り所として建立した菩提寺《ぼだいじ》の寺名に、仙人に薬を授けたとされる山の名前を一字入れていることから推して、先祖が代々その言い伝えを如何に大切に守ってきたか、私には分かるような気がする。しかし、薬がその家に受け継がれた、と思われる時期は、薬が誕生したと言われる時期から四百年近くも後になる。

その話の前に、この仙薬の製法に関する口伝について書いておこうと思う。実は私は口伝を正式には聞いていない。口伝は、室町時代になってから一子相伝で伝えられることになったため、そして私は跡継ぎとして認められなかったためである。また、その内容は十数年前までは父と私（私は修行していないので、また具体的な製法では受け継げなかった部分もあるので、本当に分かっているとは言い難いが）しか知らない話だった。たぶん他の家族は口伝の存在さえ知らなかったのではないか、と思う。何故なら、父が自分からその話題に触れたことは一度もなく、むしろ避けているように見えたからである。尤も考えてみると、もし話していたら家族にも〝頭のおかしい変人だ〟と思われていただろう。私の知る限り、現代の多様な情報が溢れている時代にあってさえ、古代の神秘思想の話に耳を貸してくれる人はそういない。

ところが、私にとって幸運なことに、そして何故かは今も分からないが、父しか知らないはずの内容を番頭さんがかなり知っていたのである。しかも番頭さんは、私が跡継ぎになると思ってくれていた。その番頭さんも私以外にはそんな話、一般の人には受け入れてもらえないような話、を人にすることはなかった。番頭さんにもその内容は製薬時に心掛けておく必要がある話というだけに過ぎず、実際には役に立たない話だと思っていたのではないか、と思う。それでも、そのお蔭で私はその口伝とされている内容を父に色々質問することができた。そして父は、自分からは一切何も語らなかったが、私から質問することには答えてくれた。

こうして私は口伝を知ることができたが、そのあまりの難解さから、製法が代々口伝でしか伝えられなかった意味が分かるような気がした。正直チンプンカンプンだったのである。そのため、跡継ぎと認められないことが反って有り難く、自分に口伝がある程度でも分かる日がくるとは思いもしなかった。

しかし、数年前、ある一冊の本に巡り合ったお蔭で、私は今、口伝の内容をここに書くことができる。その本、とは理論物理学者フリッチョフ・カプラ氏著の『タオ自然学』という本である。その本に書かれた素粒子物理学の考え方に助けられて、漸く私なりに口伝の意味を整理することができたからである（分からないことはまだ多いが）。またその本に出てくる古代の神秘思想家の遺した言葉の中には口伝のそれに非常に近いものがあり、それも私の助けとなった。

最初に私が、薬が誕生するきっかけを「修行をしていた仙人が病気に罹《かか》った」と書いたことを〝変だ〟と思った方が多かったに違いない。私も、初めて聞いた時、仙人とは仙薬を用いて不老不死になった人のことを言うのだ、と信じていたから、仙人が病気になること自体が理解できなかった。しかし、仙人とは、元々は老子という古代中国の思想家の説いた「道教」の教えに従って山に籠《こ》もって修行する「道士」のことだったようである。そして道教は無為自然に生きることの大切さを教えているのだから（私はそう理解している）、自然の流れで病気に罹ってもおかしくはないのだ。また、仙人は不老不死や不老長寿を目的として修行している、というのも少し違うような気がする。私が絵でよく見る仙人は大抵白髪頭で白い長い髭を生やし、少し前かがみになって武骨《ぶこつ》な杖をついている老人である。一方、フサフサした黒髪で頑丈な体躯《たいく》をした仙人の絵にはまだお目にかかったことがない。つまり仙人は、少なくとも外見は、不老ではないと思う。ついでだが、仙人というとどうしても男性と思い込みがちだが、道教では男性と女性は陰陽の考え方で互いに対立する関係にあるが、そうかといって別々にできない不可欠の存在、と考えているようだから、当然女性の仙人もいるはずだ。しかし、女性の仙人の絵にもお目にかかったことはない。

そしてまた、私には、仙人が不死の力を得ようとして修行していたとは思えないのである。仙人とは「死」さえ超越し、あらゆる事象を自然の流れとして受け入れていた人だったように思われる。もしかすると、私がそう思うのは、この約二千年前から伝えられてきた仙薬は、病気を治す「薬」としての役割と共にもう一つの隠れた役目を持って造られてきたことを知っているせいかもしれない。今思えば、その役目こそ、代々の先祖が製薬時に「道士」と同じような思想と修行を必要とした理由であった。

私が、薬を造る時の心構えとして、心に抱くように言われた話は幾つもあった。内容は覚えているが、実際はどういう表現で伝えられたか、もう忘れてしまった。何故なら、殆どの話が、製薬時の心構えとどうつながるのかさっぱり分からなかったからである。

例えば「私たちは今、『形』がある世界で生きている。ここでは山は山、川は川ときちんと区別できる。『形』があるから『時間』というものがある。もし『形』のない『気』だけの世界（私は幽霊がいる霊界だと思った）に入ったら時間というものはなくなり、『今』という一瞬しかなくなってしまう。しかも『今』は止まっていない。永遠に動き続けている」というものだ。その話について、私は「今」が「一瞬」しかなくても（確かに「今」は一瞬しか存在しない）それが永遠に続くのなら、その「一瞬」の点を繋《つな》いでいけば線になる。つまり時間の流れが出来ることになるから、「形」がない世界でも「時間」はあるではないか、と思っていた。尤も幽霊は何年でも繰り返し同じ場所に出てくるから、確かに、幽霊には「時間」というものが存在しないような気はしていた。

この疑問は『タオ自然学』を読んだお蔭で解消した。物理学者アインシュタイン博士の相対性理論によれば、空間と時間は相対的な関係にある。「空間」、つまりこの三次元の世界がなくなってしまうと、相対する「時間」もなくなってしまうことになる。つまり、時間と空間も互いに相対する不可欠の存在なのだ。

また、作用・反作用の法則の話もあった。「押したものは押し返される。行ったものは帰ってくる。離れることは近づくことになる」というのがその教えであった。確かに地球は丸いから、どの方角へでも真っ直ぐどんどん離れていけば、何時かは元の場所かその近くに戻ってしまう。相対性理論にも、宇宙の果てを見ることができる望遠鏡でそこを見ることができたとすれば、そこ（宇宙の果て）は自分の後頭部である、という譬《たと》え話が出てくる。振り子でも行ったり来たりを繰り返す。しかし、どう見てもこれは物理学の領域、力学的な世界の話であり、その作用が日常の自分達の言動にも作用しているとは思えなかった。しかし、考えてみれば、元々人間の身体も、物理学の理論に出てくる陽子や電子といった素粒子で出来ている。思考を司《つかさど》る脳や言葉などの波動は捉《とら》えることさえできる。そう考えれば人間の言動にも物理学の法則が成り立つことは有り得ることだと思う。仏教で「因果応報《いんがおうほう》」と言うのは作用・反作用の法則を人間界のこととして説いていると思われるし、神道でも言霊《ことだま》について、やはり同じような考え方が出てくる。良い言葉でも悪い言葉でも、相手に言った言葉は何時か自分の身に戻ってくる、というのだ。そこで、この世で正しく潔《いさぎよ》く生きるためには、自分の言葉に責任を持ち、口に出したことは最後までやり抜く覚悟を持たなければいけない、という（武士や忍者がカッコよく見えるのはその覚悟があるからかもしれない）。ことわざでも「情けは人のためならず」（私はこの意味を長いこと間違えていたので、勝手に注釈をつけておくと、『人を思いやる気持ちで相手を助けることは相手の為だけではなく、いずれは自分自身を助けることになる』という意味のようだ）と言っている。確かに物理化学で習っていなくても、昔から知っている人が多い法則だったようだ。それでいながら今の世であまり役立っていないのは何故だろう。

口伝の中には善悪の話もあった。もしこの世が善いことしかない世界だったら悪がどんなものか分からない。悪いことがあって初めて良いことがどんなことか理解できる、というのだ。常に良いことしか起こらない世界にいたら、「良いこと」が何か、認識できなくなる。「悪いこと」しかない世界にいたら「悪いこと」の言葉の意味が分からなくなる、ということらしい。

私達人間の魂はどうやら、元々は天国のような慈愛に満ちた世界に存在しているらしい（少なくとも口伝を遺《のこ》した人はそう考えていたようだ）。仏教の経典にも地球人は生まれつき仏種《ぶっしゅ》（私の解釈では、慈愛、もしくは他人と何かを分かち合うことで感じる喜びの感情）を備えている、という。そういえば、知人は前に、「三歳前後の童子は、誰かに教えられたわけでもないのに、時として、弱いものを庇《かば》おうとするような仕草《しぐさ》や、同情するような仕草を見せることがある」と話していた。

「人」はそんな温かい慈愛の輝きの中から来たために冷たさや暗さ、憎しみや痛み、苦しみを知らない、たとえ知っていても実感できない。そこで、先ず、この形のある世界で、それらの辛さを事実として体験し、さらに、その苦悩から離脱、または克服した時の歓びと安らぎ、達成感や満足感をはっきり現実の感覚として味わいたい、と願って生まれてくるのだという（この話は、どんな言葉で聞いたか覚えていないが、そのような意味だった）。

この善と悪についての考え方は、どうやら、苦しみや苦労があるから、楽しみや達成感が生まれ、不足があるから満足が分かる、といった陰陽の考え方から来ているようだ。私が好きな言葉の一つに「より高く飛ぼうとするものは、より低く屈《かが》まなければならない」という格言がある。それも多分同じことを言っているのだと思う。

一番難解に思えたのが、私たちは、人も獣も虫も、いや草木や鉱物、土や水まで含めて自然界全てのものが、同じものから出来ている、という考え方だった。もしも自分も含めて周りの全ての世界が光だけの世界、または闇だけの世界だったら、そして、あらゆる考え、あらゆる意志が、どんな思いであっても一瞬に他の全ての意志に繋がり、心が通じ合ってしまう、としたら、その世界は何とも単調で退屈な世界に思えるだろう、という（確かにそんな気もする）。そのため私たちは〝わざわざ〟この、生まれれば必ず死ぬと分かっている娑婆《しゃば》世界（三次元世界）に、個々別々に色々な体験をしにくるのだ、というのである。つまり、この世の感覚で感じる「現実」は確固たるように思えるが、実は夢、幻のようなもので、究極の真実は五感で感じる世界にはないという。しかもその究極の真実に触れた時の歓喜と快感は筆舌に尽くしがたいという（その究極の真実を知りたくて、最高の歓びを感じたくて仙人は修行するのではないか、と思う)。

そこから私が感じ取ったことは、次のようなことであった。もしかすると〝この世では〟本来、人は皆個性を持たない集団の中の一人として生きることが苦手なのかもしれない。それなのに、個性を消して周囲に迎合し、単調で変化のない生き方をした方が楽な気がして、つい画一的な生き方を望んでしまう。しかし実際は、むしろ各々の個性を表現し見せ合うことで其々の人格を磨き、住む社会を多様で、しかも独特であること(オリジナリティ)を楽しめる環境にしていく方が人として〝有意義な生き方〟ということになるのかもしれない。

私達の魂はおそらく、どんな生き方をするか、どんな人生を送りたいか、各々違う希望を持って人生を決めているのではないだろうか、そうだとすると、生き方、考え方が一人ひとり違っていることはむしろ当然なのかもしれない。それを、ある人が、右を向く事が正しい、とした時に、左を向きたい人まで、全員を強引に右に向かせれば、それは宇宙の真理に逆らうことになる。そこから生じる無理と摩擦は強制された側に苦しみを与えることになるだろう。それだけではなく、その苦しみは、前述の作用・反作用の法則によって、強制した側にも戻っていくと思われる（反作用が働く時は良いことも悪いことも増幅されて戻されることがある、とも聞くが、あくまで三次元世界の物理的作用の一種のはずだから、どんな時に増幅されるのか、私には分からない）。だからといって、例えば、学校の教師などは生徒を幸せな人生に導こうとして、皆同じ方向に向かわせようとする。中にはその指導に耐えられない生徒もいるはずだ。その時、教える教師に生徒の苦しみが跳ね返ることはないのだろうか。

私のその疑問には、言霊のことを教えてくれた人が答えてくれた。それは教育者が指導に「愛」の心を入れているかどうかで変わってくるという。愛情を込めた指導なら、その「愛」の方が教師に戻ってくる。さらに生徒が、教師の与えた試練に耐えて、または乗り越えて成功者になった時、その達成感と満足感の方が、生徒が試練の中で味わった苦しみを超えて教師に返ってくるのだそうだ。しかし「愛」がある指導かどうかは、本人以外分からない。実際は「愛」など持っていないのに口先だけ「俺の愛の鞭が分からないのか」などと言う教師は「自分に嘘をついた」ことになり、「自分」からの反発まで受け取ることになるという。

それらの話から、私は、人間が生まれつき持っていると言われる「思いやりの心」「愛の心」さえ忘れなければ、生き方、考え方が皆バラバラで、適当な方が、幸せを得やすいのではないかと考えている。

結局、人類共通の願いとして、平和や豊かさのある、安定し安心して暮らせる世界に生きることを誰もが望んでいると思う。どうしたら、そんな世の中を作れるか、そんな世の中に生きられるか、その一つの答えが道教の教え、あるがまま、自然の流れに身を任せて生きる、ということになるのだろう。そしてたぶん仏教も、儒教も、いや、他のどの宗教の教えも、その答えの一つだと思っている。どの教えから、その人なりの幸せを見つけられるか、それも一人ひとり違っていて当然なのだと。

私は長い間、この世の全てのものは同じものから出来ていて、そのため根底の深い部分では全てが繋がっている、という考えが受け入れられなかった。

しかし偶然のことから、ある代替医療の専門家が、それに似た話を、川の流れに譬《たと》えて説明してくれた。そのお蔭で私は漠然とだが前述の話を理解できた気がした。分かりやすい譬《たと》えだと思うので此処に紹介しておきたい。……この宇宙の、あらゆる次元に存在する広大な純粋エネルギーの流れ（実際は流れていないかもしれないが、常に運動していることは確かである）の中、その一部に私たちが存在する空間（三次元世界）がある。エネルギーの流れには速く流れているところもあれば、ゆっくり流れているところもある。淀んで殆ど流れていないところもあれば、渦を巻いているところもある。特にゆっくりと速度を落として流れているところ、そこが三次元世界であり（アインシュタイン博士の有名な式からエネルギーが十分速度を落とすと質量をもつ物体になると言われている）、その三次元のエネルギーの流れの中で様々な形で動いている小さな細かい波の一つ一つが個々の人間、個々の物体である（物体を波に譬《たと》えることで、どんな物も常に移り変わっていることを表しているようだ）。そして形を持たない神仏や霊は三次元の流れよりもっと流れが速いところにいる。つまりはあらゆるものがエネルギーの流れの中にいるのだ……という話である。

結局、この世で私たちが五感で感じている全てのもの、いやもっと高次元にいる神も仏も、あらゆるものが同じ、純粋エネルギー（一番大元の神）から分かれたものだということだと思う。

逆の見方をすれば、私達は「神」と言い換えられる純粋エネルギーの海の中から波《なみ》頭《がしら》だけ出しているようなもの、つまり表面だけ個別に分かれているにすぎないわけだから、実は一人ひとりがその魂（心かも分からないが）に、その人固有の波長を持つ「神」を内包していることになる。波頭の波長は一つ一つ違っていても海のエネルギーとしては同じものだからだ。そこで、漸く私は、特定の人、特定の存在が内に持つ「神」の意識は全ての人、全ての存在の、内なる「神」に繋がっている、という意味、「全ては一つなのだ」という意味を理解できた気がした。実際、「虫の知らせ」という言葉があるように、霊感のない人でも、親子や夫婦のように深い関係にある人たちは、「神」の意識の中で通信しあっているように思われる。

これで、いよいよ、これらの小難しい口伝を、まとめて心に抱いて、実際はどのようなことをするか、というと、口伝を継ぐ者は、製薬に従事している間、一切の雑念を消し、無念無想の境地に入らなければならない。たとえ「この薬で多くの人が癒やされますように」というような祈りであってさえ、心に浮かべてはならないとされている。多分そのために水垢離《みずごり》を取り、経を唱えながら手を動かし続けるのだ。「水垢離を取る」というと大部分の人が、「身を清めるため水を浴びる」と考えるだろう。私も人にはそう言ってきた。しかし実は心の中では、水垢離を取って、その水の冷たさに脳まで痺《しび》れてしまえば、雑念を心に浮かべる余裕はないだろう、何と合理的な方法だ、と感心したものだ（陽の薬は構成生薬の性質上、真冬の三カ月しか製造できない。その間は毎日明け方四時ごろから作業が開始される。その前に水を被《かぶ》るのだから相当寒い）。経を声に出して唱え続けるのも、同じ作業を繰り返し続けているとつい他のことを色々考えてしまうので、そうならないようにするためだと思う。

そして、これは私独自の見解だが、時間というものは、今という一瞬に凝縮される、という教えが口伝の中にあることから推察して、製薬中は自分の行為の一つ一つ、一瞬一瞬を認識し、確認しながら作業しているのではないか、と思う。

面白いことに、この作業中に唱え続ける文言《もんごん》は仏教の法華経という経典の一部であり、その中で詩のようになっている部分、偈《げ》と呼ばれる箇所である。勿論暗記していなければ作業しながら唱え続けることはできない。その、幾つかある偈を暗記することも口伝を継ぐ者の大切な仕事である。

口伝の、無念無想になる、つまり一種の瞑想状態に入るための予備知識として知っていなければならなかった話は、古代インド哲学か道教の考え方のように思われるのだが、製薬中は仏教の経典を唱えるのだから面白い。尤も薬がこの世に誕生した時には既に仏教は存在していた。

唱える偈の一つ、観音偈、または観音経という経は日本の仏教界では宗派を問わずよく知られている、と聞いている。この経には不思議な話が伝わっている。伝説の時代から近年まで、命の危険に曝《さら》された人が観音経を一心に唱えて助かった話である。

近年で私が聞いた例は、外国で誘拐された男性が、通常なら身代金だけ取られて殺されてしまうような状況にあった時、毎日ただ懸命に観音経を唱えていたところ、奇跡的に解放された、という話だった。

また、法華経の中で一番大切だ、と言われる寿量品《じゆりようほん》という経の偈（これは「自我《じが》偈《げ》」と呼ばれている）も唱えるが、その中に出てくる譬《たと》え話は、毒を飲んで苦しむ子供たちに父親が良い薬を造って飲ませようとする。しかし、子供たちは毒に苦しみながらも、その薬を飲んだらもっと具合が悪くなるのではないか、と疑って薬を飲もうとしない。そこで父親は薬を置いて旅に出、「父親は旅先で死んだ」と、嘘の知らせを子供たちに送る。そこで子供たちはもう自分達を心配してくれる父親がいないことを悲しみ、父が残してくれた薬を飲む。すると毒が消え子供たちは苦しみから離れることができた。喜んだ父親は子供たちの所に戻り……そして皆健康で幸せになった（この最後の部分は私が付け加えた）という。

先祖代々、よく、この偈を唱えていることを、ある僧侶に話したところ、「もしかすると、この譬《たと》え話の薬をこの世に現実の薬として現したのが、これらの仙薬かもしれない」と言って頂いた。大《だい》それたことだと思い、大変恐縮した覚えがある。

さて、こうして、無念無想の状態で薬を造ると一体何が起きると言うのだろうか。口伝によれば、その時、これらの仙薬は人為的に造られた薬ではなくなる、というのだ。丁度、太陽の光や風や雨のように、自然の物として飲む人の身体に受け入れられるという。

実は私は、未だに、人為的に造った薬の方が自然物よりもよく効くのではないか、と思っている。何故ならどんな仕事でも、心を込めてした仕事は良い仕事だ、と言われているからだ。工芸展などに行くと、「造る人の思いが伝わってくるような良い作品だ」という話をよく聞くし、同じ製薬で、昔、奈良や長野などの寺で、僧侶が幾晩も経を唱えながら練り続けて造られる薬には、癒やしの祈りが籠もっている、と言われる。それなのに何故、この薬は反対に心を抜かなければならないのか。そして自然物になってしまったら、人によって効果の度合いが皆違ってしまうではないか、と今も思う。しかし、私の考えはどこか間違っているらしい。

私の考え、それは法華経の薬草喩品《やくそうゆほん》に出てくる話と同じだろう、と思っている。薬草喩品では、一つの森で植物たちが浴びる陽の光も、吹く風の強さも降る雨の量も変わらないのに、植物の方は、木もあれば草もあり、蔓《つる》になるものや、地面を這《は》うものもある。そこで各々その性質によって、同じ自然の恵みを受け取っていても受け方が違い、成長の仕方も違っている、という話である。

それに対し、研究を重ねた末人工的に造られた薬は大部分の人が同じ受け方、同じ薬効を示すように設計されている。だから、その方がよく効くはずだと思うのだが。

これについて、私の考え方が間違っているかもしれない、と思ったのは、ある霊感のある整体師から「この薬は気を抜いて造っているね」と言われたことからである。その時、私は父が瞑想状態で薬を造っていたことをすっかり忘れていた。しかし、そんなことをしたら心が籠もっていないから効かないだろう、という思いは残っていたので、薬から気を抜くメリットを聞いてみた。その方は丁寧に答えてくれたが、私は、父に聞いた時と同様に、どうしても意味が理解できなかった。

しかも口伝の、その先にはもっと理解不能なことがあった。それは、何故雑念を一切払う修行をして薬を造るのか、と尋ねた時だった。答えは「病気で苦しんでいる人が道に迷わないため、道を踏み外《はず》さないようにするため」ということだった。しかし、病気で具合が悪い人が知らない土地に一人で出かけることは先ずないだろうし、私は、通常、「道を踏み外す」とは出来心で悪いことをした時に使う言葉だ、と思っていたから、病気で苦しんでいる人間が意識して他人を傷つけるようなことができるはずはない、と思った。お蔭で、わざわざ口伝に残してまで特殊な製薬を続けてきた理由がさっぱり分からなくなった。

しかし今は、もしかすると、「道に迷う」という意味は、私の初めの考えとは違い、病気になると苦しみや痛みのために、心が「生」にしがみ付いてしまい、この世が一時的な幻の世界であることを忘れてしまうのかもしれない、と考えている。すると、おそらくこの世の肉体が使い物にならなくなっても、魂はそれに気が付くことができないで、この世だけが現実、全ての存在だと思い込み、この世に残ってしまうのかもしれない。元々愛と光の世界である異次元から来たことを忘れ、次の生ではどんな人生を送りたいか、それとも輝きの宇宙に戻りたいか、つまり自分がどうしたいのか、魂は分からなくなってしまうのかもしれない。おおかた、それが「道に迷う」「道を踏み外す」という意味だろう。これらの仙薬にはそうならない方法、肉体の苦しみは癒やし切れなくても、魂まで肉体の苦しみに引きずられないようにする方法として口伝が付いているのかもしれない。

しかしそのことと、薬が、服用する人に、自然そのもののように受け入れられることと、どう関係するのか、今も私には謎のままである。

ここまで書いて、私は、私がまだ若い頃に受けた一本の問い合わせの電話のことを思い出した。問い合わせてきた婦人は、何処か具合を悪くして「陽の薬」が良いから飲んでみるように人から勧められたそうである。しかし、臨床試験はおろか動物実験さえしていない薬で、しかも製薬会社ではない〝ごく普通の薬局の主人〟がまるで何かの宗教のように水を被《かぶ》って薬を造っている、と聞いて不安を感じた、という。「本当に水を被って薬を造っているのか」という質問だった。残念ながらその時は「その通りです」と答えるしかなかったが、今にして思えば、法華経寿量品の譬《たと》え話のように「嘘《うそ》も方便《ほうべん》」で「水垢離《みずごり》」のことは黙っていれば良かったと思う。

私は、製法が口伝になっている（つまり秘密にされてきた）理由を、難しすぎる、文字では表しきれない、修行が必要、という問題のためだ、と考えていた。しかし、翻《ひるがえ》って考えると、哲学、宗教が嫌いな人や独自のプライドやステータスを持った人が口伝の内容を知れば、たとえ重病の床にあっても疑念が生じてしまい、これらの薬を飲まない可能性がある。しかし、おそらく神秘思想に生きた仙人や代々の先祖は、どんな考えを持った人であろうと関係なく、苦しみや痛みから逃れてくれれば良い、と考えていたと思う。何故なら、口伝の示す考え方からすると、そのような人達は自分達の無意識が神の領域にある、神の一部ということを忘れているか、否定しているだけなのだ、と思っていたはずだから。この世で、その人たちが自分達の生き方を、そんなふうに決めているのなら、別に考えを変える必要はない。魂がこの世に来た目的と次の目標さえ忘れなければ良いのだから。そのために、どんな思いを持っている人であろうと先ず薬を飲んでもらいたい（体質が合わない人は勿論飲まないで欲しい）。しかし、不信や疑惑があれば、初めから薬を飲んでもらえない。その理由でも、この口伝は今日まで秘密にされたのだろうと思う。

父は、薬が製品として包装され完成すると、それを神前に並べ、「この薬で健康な人は益々元気に、病気の人は健康を取り戻しますように」と祈り、さらに「この薬を飲む人が、二度とこの薬を飲まなくて済むほど健やかでありますように」と祈っていた。それは、製薬中は祈ってもいけない、それさえ雑念になる、と聞いていた私には大変矛盾する言動だった。そこで父に聞いてみたが、父は「それとこれとは意味が違うよ」としか答えなかった。確かに何か違ってはいた。神様に薬を見せる役目は別に父でなくても、家族でなくても、関係者なら誰でも良かった。お蔭で私は学生時代にはこの文言を暗記してしまった。

そういえば、父は自身で神前に完成した薬を並べる時は、短い祝詞《のりと》を唱えていたように思う。しかし一方、私は、父からも番頭さんからも、薬を造っている間は、仙薬が中国で造られていた時代から唱え続けている、という〝仏教の経を唱える〟と聞いており、〝祝詞を唱える〟とは聞いたことがなかった。どのように意味が違うかはっきりに分からず仕舞いだったが、それなりの理由が何かあったように思われる。

そして、口伝ではないが、この製薬に携わった者が隠居する場合は必ず僧侶になり、全国を行脚《あんぎゃ》しなければならない定めがある。その時は、衣一枚、杖一本だけで、行く先々の寺で寝泊まりさせてもらい、時には野宿しながら、人々の安全と福寿を祈り続けてひたすら歩くのだそうだ（現在では、行脚とは無銭旅行のこと、と説明する人がいるが、私は、これは目的においても行動においても違っていると思う）。何故、行脚しなければならないのかは、製薬という修行を止めてしまうことで心に生じる、怠惰や驕《おご》り、高ぶりを別の形で人に尽くすことによって消滅させる目的のようである。隠居しなければ、つまり死ぬまで製薬という修行を続けるのなら行脚に出る必要はないのである。

薬の具体的な造り方に関しては、製造許可を受けて造っている薬なので、ここで触れるつもりはない。ただ思い出に残っていることは幾つか書いておきたい。

私が薬剤師になって直ぐの頃、番頭さんに「陰の薬」の構成生薬の幾つかについて、原植物と修治の方法を聞いてみた。すると、番頭さんがどれもスラスラと答えたので舌を巻いたことがあった。その頃、私は、問屋さんから届けられる生薬は、全て薬としてそのまま使える形で入ってくるから、使う方は生薬を一々吟味する必要がないと信じていたからである。

また後から気が付いたことだが、どんな生薬を仕入れても、番頭さんは必ずサンプルを少し取って父に見せに行く。父はそれを神棚に上げるのだが、その後時々、突然自分で問屋さんに電話をかけ、この生薬は使えないのでもっと品質の良いものを探してくれ、と言う。それを聞いていても番頭さんは全く驚かない、当然だという顔をしていた。どうやら、番頭さんにも生薬の見分け方が分かっていたようだ。原料からして相当研究し吟味していたのだろう。父と共に番頭さんがどれほど薬を大切に思っていたかが分かる思いだった。

また父が神前に、仕入れた生薬のサンプルを供えるのは、各々の生薬が持つエネルギーのようなもの（気）を感じ取るためだったように思う。生薬は自然物であるため、合成医薬品のように成分量が一定ではない。一方、漢方薬の処方は構成生薬が互いに効果を増強し合い、副作用を消し合うように工夫され、組み合わされている。ある生薬の成分量が大変高く、組み合わされる生薬の成分が、その効果をもっともよく現すように決められた量より低い場合には、狙った効果が出ないことも有り得る。お互いのバランスが大事なのだ。現在のように分析機器などない時代、そのバランスを判断するのにも熟練が必要だった気がする。

そのためもあってか、これらの仙薬は、決められた生薬が一つでも入手できなくなれば、もう造ってはならない、と決められていた。天候不順などで品質が劣化した生薬も使えなかったが、効能効果がそっくりでも代用生薬は決して使ってはいけないというのである。その例として甘草《かんぞう》という生薬がある。陽の薬に入っている甘草は必ず東北甘草《とうほくかんぞう》（ウラル甘草）でなければならなかった。

現在では甘草は使用量が多すぎた場合などでは、副作用として浮腫《むく》みを起こすことが知られている。具体例としてよく聞くのが芍薬甘草湯《しゃくやくかんぞうとう》だ。この薬は甘草が比較的多く配合してあるせいか、副作用として浮腫みを起こす可能性がある漢方薬だといわれている。

陽の薬にその甘草を使用するのに、何故、必ず東北甘草を使わなければならないか、私には理由が分からない。古代中国の薬物書『神農本草経』では甘草は毒がないから長く使っても害がない生薬の一つに分類されている。東北甘草にはまだ知られていない成分が含まれていて、他の種類の甘草より副作用が出にくい、と考えられていたのだろうか、とにかく戒めが残っている以上、何らかの理由があったのだと思う。

有り難いことに、古代に薬として珍重された硫化水銀（これは古代インド医学でも使われていたようだ）、そして硫化ヒ素は現在では使用禁止の薬物だが、これらの仙薬の処方には初めから入っていない。構成生薬を一つも変えてはならない、としている口伝を破る必要がなくて済んでいる。金属としては銀が使われているが、これは銀イオンの殺菌作用を利用しているように思われる。そして服用すると溶けた生薬の成分と結びついて不溶性となり、体には吸収されないそうだ。

また、陽の薬は、その製造過程に女性が参加できない部分がある。これは仏教的に女性を男性より低く見ていた表れだと思われるかもしれないが、そんなこととは全く関係ない。いや、私としては仏教で女性の方が男性より煩悩が多いように言われるのは、単に女性は子供を産むために妊娠するからだと思っている。仏教では、何かに執着することは悟りの妨げになるとして、執着を持たないように説いている。しかし、妊娠した女性は十カ月もの間、お腹の中で赤ちゃんを育てる。つまり男性から見れば、十カ月も赤ちゃんに執着していたことになる。しかしその執着がなかったら子孫は出来ない。仏教が、この自然の営みまで執着と考えないで欲しいと願っている。

話を戻して、陽の薬を製造する際、女性が関与できない過程は麝香《じゃこう》がまだ他の薬と完全に混和していない状態の時にある。麝香は雄のジャコウジカがメスを呼ぶための香りを出す器官、香嚢《こうのう》（においい袋）である。そのためかどうか分からないが、香りの中に女性ホルモンに影響を与える何かがあるような気がする。私は学生時代、知らずに麝香が混和されている所に入ってしまい、その後三日間、激しい頭痛で起きられなくなってしまった。それに懲りて麝香の混和が済まないうちは、その近くにさえ近づかなかった。しかし今は高密度の防塵マスクがあるから、そのマスクを着ければ女性が入っても大丈夫ではないか、と思っている。

また、私が「口伝を完全に聞いていない」と言ったのは、口伝を伝授される時に最後に伝えられるという、「陽の薬」の見極め方を聞いていないためである。陽の薬は熟成が必要な薬である。最低一年は熟成させなければならない。しかも、ただ貯蔵しておくというわけではない。そのため、「陽の薬」は丸薬でなければならなかった。他の形状では均一に熟成できないのである。しかし、「一年以上熟成させる」というだけでは「陽の薬」の熟成が終わった時、つまり薬として使用できる時が何時なのか分からない。一年に一日足りなくてはまだ使えないのか。二年目に入っていたら全て完成品なのか、基準がなければ判断できない。

「陽の薬」は五年熟成させたものが最もよく効く、との言い伝えがある。そこまで熟成させる時間があればよいが、今日では経済的理由で中々そこまで熟成できない。

私が幼い頃、父と番頭さんはよく一緒に薬が置いてある部屋に入って何かしていた。その時、必ず持って行くのが篩《ふるい》と秤《はかり》だった。薬剤師になってから、父に薬の完成を見極める方法を尋ねた時、父ははっきり答えてくれなかったが、その方法の一つとして大きさを調べていることは認めた。それで「陽の薬」は、その大きさが重要なのに違いないと考えている。おそらく薬が、乾燥状態とはいえ、熟成の間にわずかに収縮するのではないかと思う。しかしその変化は微妙なものだろう。そこで他にも基準が設けてあるかもしれない。それでも私としてはせめて「陽の薬」の熟成前と熟成が完成した時の大きさの比（収縮率）について知りたかった。

この仙薬の製法については、幾つか、これが本当の造り方だとする文書がある。しかし、その何《いず》れも、江戸時代以降有名になった陽の薬の製法しか伝えていない。内容も全く違うものであり、口伝として私が聞いたことは一言も出てこない。それどころか、江戸時代の文献には先祖や薬の歴史まで、言い伝えとは全く違った話が記載されている。それに対し、代々の先祖は一言も抗弁しなかった、いや、してこなかった。おかげで、相手の主張に抗弁しないことは相手の話が正しいと認めることになる、という考えの人達の中で育った私は、未だに釈然としない思いを噛みしめている。

『古事記』、『日本書紀』の時代

仙人がこれらの仙薬を教示されたという時からある一家に薬が伝えられるまでに四百年もの間があることは、前述した。その間、薬は誰が受け継いで造っていたのだろうか。

これからの話は私の全くの推測であり、何の根拠もない話であるから、お伽噺《とぎばなし》とでも思って暫くお付き合い頂きたい。

前に私は知人から、沖縄県の宮古島は天皇家のルーツがあるといわれ、日本人のルーツであるとも言われる場所だから一回は行ってみるように勧められた。しかし果たせぬまま時が流れ、そのことを忘れるくらい後になってから、偶然参加した漢方薬の講習会で、講師の先生が宮古島に修行に行っていると知り、図々しくもお願いして宮古島の神事に詳しい人を紹介してもらった。そして、その、シャーマンのような霊感を持った人から、私は「たじまもり」という人と何か関係がある、と教えてもらった。私は、その時初めて、その名前を聞いたので、「たじまもり」がどんな人物か全く知らなかった。しかし、訳を聞いた親切な先輩が詳しく調べて資料を送ってくれた。

それによれば、「たじまもり」は『古事記』では「多遅摩毛理」、『日本書紀』では「田道間守」と書くそうである。垂仁《すいにん》天皇の御代（有名なヤマトタケルノミコトが活躍する一時代前）の人で、天皇の病を治すため、不老長寿の薬を探しに常世《とこよ》の国《くに》（中国？）に渡ったとされる人物であった。そして、十年後、漸く、ある木の実を持ち帰ったが、その時には既に垂仁天皇は崩御《ほうぎょ》されていた。田道間守は悲しみのあまり殉死し、遺された木の実を蒔《ま》いたところ、そこから芽を出したのが橘（当時は、非時《ときじくの》香果《かぐのこのみ》、永遠に香っている果実、という名前だったらしい）だったという。そして橘が芽を出した場所が、聖徳太子が誕生したと伝えられる地であり、今の橘寺がある所だそうである。因《ちな》みに橘寺は聖徳太子が建立した寺である、とのことだった。

この話を予備知識に、五月三日、私は奈良に橘寺を訪ねた。何故なら五月三日は毎年橘寺で田道間守公の法要が行われる、と先輩が調べてくれたからである。その旅は私にとって忘れられない不思議な旅となった。

橘は日本のお菓子のルーツともいわれ、田道間守公はお菓子の神様として祀られている、ということで、法要には奈良の老舗のお菓子屋さんもいらして、橘で作った菓子を献上された。お菓子のことは先輩の資料には無かったので驚いた。何故なら私も菓子には深い縁があるからである。

また、その席で、堺から来られたというご夫婦とご一緒させて頂き、法要での作法や橘寺の歴史や建築、壁の横木にマニ車（ぐるぐる回すと、回した数だけお経を唱えたことになる車がついた仏具）を模した何か（忘れてしまったが）が付いていること、などを色々教えて頂いた。別れ際、突然そのご主人が、自分は前世が修験者だと言われ、この世に来ても前世の続きで、修行のために寺院仏閣を回ってお詣りしているのだと話して下さった。修験者！　仙人とは違うが同じように山に籠もって修行する人！　私にはまるでそのご夫婦が先祖の依頼を受けて私を導くために待っていてくれたような気がした。後から、そのご夫婦とまたお話ししたい、と思って戻ってみたが、その時は、もうお二人の姿は見当たらなかった。

その後、私は田道間守公の墓があると伝えられている場所、垂仁天皇陵を訪ね、お参りさせて頂いた。田道間守は御陵を囲む堀の中に浮かぶ小島に葬られているという。しかし、江戸時代には、その小島の記載がないので本当に墓かどうか疑われている、という話だった。しかし、墓としてお参りすれば、その人の魂もそこに来るに違いないと信じる私は、堀に沿って、小島に一番近いところまで歩いて行った（実は小島が道の直ぐ傍にあるのに気付かず、古墳をほぼ一周してしまった）。丁度、小島の真向かいにな

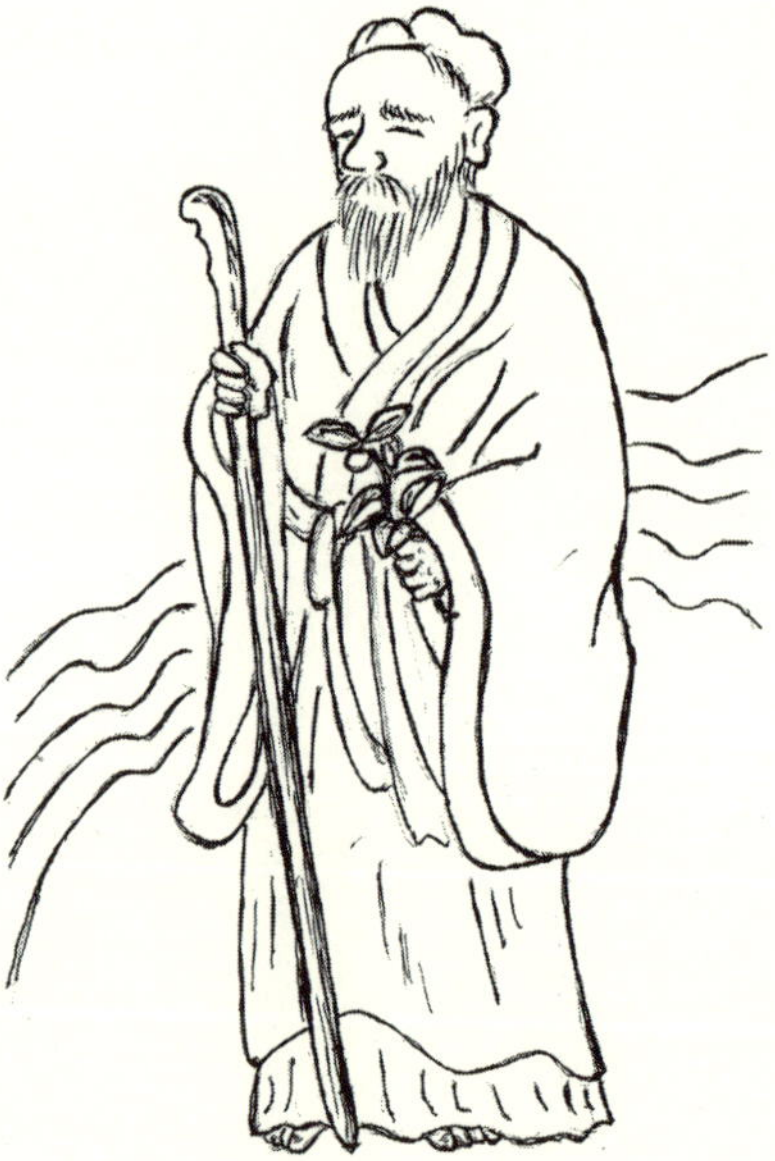

るくらいの所で、道路際に軽トラックを停め、通りがかりの人に何かパンフレットを渡している男の人がいた。前には田園風景が広がっているだけの農道で、通る人もまばらな御陵の前で、一体何を説明しているのだろうかと、好奇心いっぱいになって近づいてみた。

パンフレットを渡していた人は、この奈良の地に橘の木を植え、増やして、橘によって奈良を豊かに（ソフト面からもハード面からも）しようと考えて活動されている方だった。そして、その時貰ったパンフレットが縁で、私はその方と親しくなり、そのお蔭で空白の時を少し埋めることができたように思っている。少なくとも、私が大嫌いで誰に何と言われても知らない振りをしていた言い伝えの一つが、事実としては変わらないが、全く違う意味であったことを知ることができたのは非常に嬉しかった。この言い伝えの内容については、この仙薬が室町時代に日本に伝えられた後の部分で記述しようと思う。

この奈良旅行から九州に帰る前に、私は法隆寺にも詣でた。理由は、その時、丁度、法隆寺の夢殿で御開帳があり、中を特別拝観できると聞いていたからだ。そこで、フェノロサと岡倉天心のお蔭でその御姿を拝めるようになったという救世観音を一度でよいから拝してみたいという思いからだった。夢殿は大勢の人が拝観に訪れていて、立ち止まることを許されず、ゆっくり建物を半周する形で外から拝むのだが、内部は暗くて、外が明るすぎて、仏像の形さえよく分からない。幸い、観光タクシーの運転手さんが、ご自分のお客さんに説明するために、小さな懐中電灯で仏様のお顔を照らしてくれたことと、教科書か何かに御姿が載っていたことがあったので、はっきりお顔が拝めたわけではなかったが漸く〝拝観できた〟という気分になれた。

さて、夢殿から寺内を通る砂利道に出ようとした時、何人かの人が空を見上げている。写真を撮っている人もいる。誰かが「仏様が喜んでいるお印だよ」と言っているのが聞こえた。急いで塀の外に出てみると、向かいの塔頭《たっちゅう》（多分）の上に虹が出ている。それも普通の虹ではない、逆さまの虹だった。言葉で上手く説明できないが、太陽の周りを大きく丸く囲んだ虹を想像して頂きたい。その虹の一番地上に近いところだけが弓のような弧を描いて見えているような、そんな形の虹だった。色の配列は、弧の内側の方、つまり天に向いている側が赤色で、色の並びは普通の虹と変わらなかった。虹の両端は細くなって宙に消えていた。古代中国では虹は龍の一種と考えられていたというが、この逆さまの虹は、本当に虹色の龍が空を飛んでいるようにも見えた（巻頭写真参照）。その日は少し曇ってはいたが、日は眩《まぶ》しく、虹が出るような空模様ではなかった。

こうして奈良旅行を終え、その時に住んでいた鹿児島に帰ってきて、私は暫くじっくりと、田道間守と私の間にどんな関係があるのか、について考えてみた。そして、思い出した。私が子供の頃はまだ橘の実が生薬として入ってきていた。「橘皮《きっぴ》」と呼ばれ、陰の薬になくてはならない生薬であった。そして、父も番頭さんも明確に陳皮（ミカンの皮を干したもの。新しいものより一年以上置いた古いものが良いとされる）と橘皮を区別していた。私は子供心に、何故、カラカラに乾燥した小さな丸ごとのミカン（中には切ったものも交ざっていたが）が「皮」と呼ばれるのか、不思議だった覚えがある。

それと、我が家では、正月に供えた鏡餅の上のダイダイ（橙）を門や入り口に吊るし、翌年の一月十六日、正月の松飾りをお焚きあげするどんど焼きの時まで取っておく習慣がある。しかしある年、私は梅雨の季節にそのダイダイにカビを生やし、緑色の玉にしてしまったので、切って捨ててしまったことがあった。その時、既に半年以上過ぎて、皮はコチコチに乾燥しているのに、中味は腐りもせず、まだ十分汁気を残していたことを覚えている。

その記憶と共に、私は、橘が中国では既に漢の時代の『食経《しょくけい》』という本に、その名前が載っている、と聞いていたこと。さらに『神農本草経《しんのうほんぞうけい》』にも「橘柚《きつゆう》」の名で記載されていることから、古代中国医学で既に生薬として使用されていた可能性が高いこと。そして、今でこそ絶滅危惧種（多分）になってしまったが、日本にも自生の木があることから、外国まで探しに行くほど珍しい木ではなかったかもしれないことを考えた。それでいながら、その「橘」という一種類の植物を見つけて持ち帰るまでに、田道間守は十年も掛かっているのである。

十年、そう、父は薬を口伝の通り造れるようになるまでに十年くらい掛かったと言っていた。

そこで、私の想像は飛躍した。もしかしたら、田道間守はこの三つの仙薬の製法を習いに中国に行ったのではないだろうか。そして仙人としての修行を終え、製法と材料生薬を持って帰ってきた。しかし彼が殉死してしまったため、他の人にはそれらの生薬の使い方が分からず、全部土に埋めてしまったのだとしたら……その生薬の中で命が残っているとすれば、橘の乾燥した実の中の種だけだと思う。命がないはずの生薬の中から芽が出たのである。しかも常緑樹の芽が。古代の人々はこんな奇跡的な芽《め》出度《でた》いことはない、と思ったに違いない。

私は『古事記』も『日本書紀』も原文は読んでいないので分からないが、原文には、田道間守は実を幾つかに分けた、と書いてあるそうだ。しかし、私は、分けたのは出来上がった薬ではなかったか、と思う。この仙薬はどれも独特の香りがする。薬として使わなくても、匂い袋の代わりになったと思う。また、その匂いのため、これらの薬は虫が付くこともない、と聞いている。箪笥《たんす》の「虫よけ」になったかもしれない。しかし、一方、コチコチに乾いた実を割って分けたところで、あまり利用価値があるとは思えない。ただ、コチコチの実を割ったことで、中の種が発芽できた、とも考えられるが。

私は私の想像を少しでも確証あるものにしようと、霊感のある人や占いに頼ってみた。答えは皆、同じだった。確かに、田道間守は、これらの仙薬の製法を知っていた、とのことだった。

これが事実ならおそらく、彼は遥々《はるばる》雲南省の、仙薬の故郷まで行って製法を学んだに違いない。そのため、薬を探して歩くよりも製法をマスターするために、時間が掛かったのだと思う。父と同じくらいの時間が……。

すると、田道間守が殉死した、とする話も私の中では少し変わってくる。本場で勉強したからには彼は仙人になっていたに違いない。つまり、既に「死」を超越していただろう。「悟り」を得たものは自分の望む時にこの世を離れることができると聞く。また、テレポートのような移動手段で自分の行きたい時空を自由に移動できる、とも聞いている（法華経の中にも、お釈迦様に会うために宇宙人が地球に来る話が出てくるが、その描写は、宇宙人がテレポートしてきた、と思われるような書き方である）。

田道間守は、垂仁天皇の御霊《みたま》が高次元宇宙に戻ったか、または、まだやりたいことがあって、この次元で輪廻しようとしているか、捜そうとしたのではないだろうか。「慟哭《どうこく》した」と記載されているのは、捜す手段の一つに「慟哭」があったのかもしれない。しかし呼んだけれど見つからなかったので、自分もこの世を離れ、御霊が何処におわすのか、捜しに行ってしまったのではないだろうか。そして、今度こそ離れずにお供しようと思ったに違いない。

さらに思いを巡らすと、日本人である田道間守が中国の仙薬を知ることができたということは、修行を重ねた道士（仙人）たちにとって薬の製法は秘密でも何でもなく、薬を通じて、この世のため、人のために役立ちたいと、心から願う人に対しては、開かれていたのではないかと思われる。尤も、私としては、素粒子物理学の理論がまだ生まれていない時代では、この仙薬の製法は到底理解不能だから（理解できなかったのは私だけかもしれないが）そう大勢は引き継げなかっただろう、と思う。

これで、少なくとも私には、陳家が薬の製法を受け継ぐまで、薬は遥かな故郷の山にあって、そこで修行する仙人により守られてきたのだということが分かったように思った。

日本に渡るまで

これらの仙薬の製法を引き継いだ陳家は、元の時代末期には今の浙江省にいたことが知られている。また言い伝えでは、湖南省や江西省等にも居たらしい。しかし、面白いことに、薬が生まれたとされている雲南省に居住した、という話は残っていない。

私は家譜《かふ》を読んでいないので間違っているかもしれないが、陳家は春秋戦国時代か中国南北朝時代にあった陳国の末裔だという。春秋戦国時代には、まだ仙薬はこの世に誕生していないので、私は南北朝時代の陳国ではなかったか、と考えている。そうすれば、陳国が支配していた領域と陳家が居住したとされる範囲が重なるので、可能性はあると思う。ただ、陳という姓は春秋戦国時代の陳国の末裔が名乗ったことを起源としているそうなので、どちらの末裔と言っても間違いではないらしい。

また言い伝えでは、陳家は元の時代、既に千年続いてきた家で、その地（たぶん浙江省）の豪族だったそうだ。そうすると、言い伝えにあるように居住地が幾つもあったのは奇異な感じがする。何かの役職に付いていて移動があったとも、他の地方に土地を持っていたとも考えられなくはないが。

陳家が浙江省、江西省等に居たということについては、たぶん、言い伝え以外何も残っていないと思う。しかし湖南省に居たとする言い伝えからは、江戸時代の逸話として、私にとって悲しい話が一つ残されている。

私の先祖は日本に渡ってから初代が大宰府（博多かも）に、二代目からは京都に住み、五代目の時には現在の神奈川県小田原市に移り、それから今日まで小田原に住んでいる。そして五代目の時から薬の製法は一子相伝で伝えられることとなった。

小田原に移ってから何代か後の江戸時代、先祖の一人に才能豊かな若者がいたという。彼は詩歌に秀で、宗教心も篤《あつ》く、薬の製法を継ぐのにも十分な能力を持っていた。しかし理由は不明だが、跡継ぎと認められなかった。そのため、彼は分家を許されなかった当時の家の慣習に従って僧となり、家を離れた。彼の法名、宗雪は二代目の法名、宗奇に由来する。私が面白いと思うのは、先祖は五代目から日蓮宗に改宗している（意地悪い考え方をすれば、製薬のため法華経の偈を暗記するのには、法華経を経典とする日蓮宗の信者である方が法華経を読まない宗派より楽だったに違いない）。つまり、法名には「日」や「妙」など日蓮宗に由来する名前を付けそうな気がするのだが、江戸時代、彼と同様の立場で家を離れなければならなかった者の法名は、殆ど、二代目から「宗」の一字を取っている。偶然なのか決めてあったのかは、もはや知る由もないが。

なお、記録によれば初代の法名は「台山宗敬」だそうだ。つまり「宗」の字が入っている。しかし私は、研究者から教わるまで、初代の法名は、「台山」としか聞いていなかったので、江戸時代の先祖も「台山」とのみ号していたと思っていた可能性がある。そんな訳で、ここでは「宗」は二代目に由来する、としておく。

僧となった宗雪は現在の神奈川県大磯町に移り住んだ。場所は、平安末期から鎌倉時代初期のころの歌人西行法師（元は武士で、後に仏道に入り全国を行脚しながら多くの和歌を詠んだ歌人）が「心なき　身にも　あはれは知られけり　しぎたつ沢の秋の夕ぐれ」と和歌（『新古今和歌集』収載）に詠んだ地であったそうだ。「しぎ」は鳥の「鴫」のことだが、当時、そこは大変寂寥とした場所だったので、「死木」つまり墓を示す塔婆《とうば》にかけて詠んだ、と考えている人もいるようだ。

宗雪はそこに「鴫立庵《しぎたつあん》」と名付けた庵を結んだ。こちらは漢字で「鴫」になっているから明らかに鳥のことである。彼はそこで俳句を詠み、句会を開き、また僧として生涯を終えたという。彼がその「鴫立庵」に残した碑文に「著盡湘南清絶地《つけつくすしょうなんせいぜつのち》……」（……後は摩耗して読めない）と刻まれていることから、大磯近辺は湘南地方と呼ばれるようになり、それが次第に茅ヶ崎、藤沢の方まで、「湘南」と呼ばれるようになったらしい。

宗雪は、行くことを許されない（鎖国時代である）遠い先祖の故郷、漢詩などから想像するしかなかったであろう、代々の言い伝えの地に思いを馳せていた、と聞いている。

私は、宗雪が自ら彫ったとされる、その碑文のことを知らなかった。訪ねてみて初めて知った時、殆ど摩耗して読めなくなっている文字に彼の懐古の念を感じ、さらには豊かな才能がありながら跡継ぎになれなかった、つまり製薬に携われないが故に家を離れなければならなかったことを思い、胸が締め付けられるような気持ちになった。

一子相伝、何と言う冷たい決め事だろう。今となれば、そうしなければならなかった理由が分からないわけではない。封建時代の考え方では、致し方ないことだった。それにしても、何ともやるせない思いがする。

ところで、宗雪が大磯において湘江になぞらえたのはどの流れだったのだろう（〝湘南〟は湘江の南という意味である）。何処を見て先祖の地を偲《しの》んだのだろうか。庵の前を、黒潮の打ち寄せる海に向かって流れている沢（流量の少ない小さな川）だったのか、大磯町を流れる花水川だったのか、はたまた、少し遠いが、平塚の相模川《さがみがわ》だったのか。

最近まで私は相模川を湘江になぞらえたように考えていた。相模川は川幅が広く漢詩に出てくる湘江を連想させるような流れだと思っていたからだ。しかし今は、宗雪が中国の湘江になぞらえたのは現実に存在する沢や川や海ではなかったかもしれない、と考えている。

西行法師が詠っているように、この世が無常で夢、幻の世界だと思っているから、多少のことでは心を動かされない僧の自分であってさえ、この黄昏時《たそがれどき》の柔らかな光の中、ねぐらに帰る鳥が黒い影となり、音もなく飛び去っていくのを、静かで、薄墨を引いたような流れの水辺に立って、一人見送っている時、言い知れぬ哀愁の思いがひしひしと心に湧き

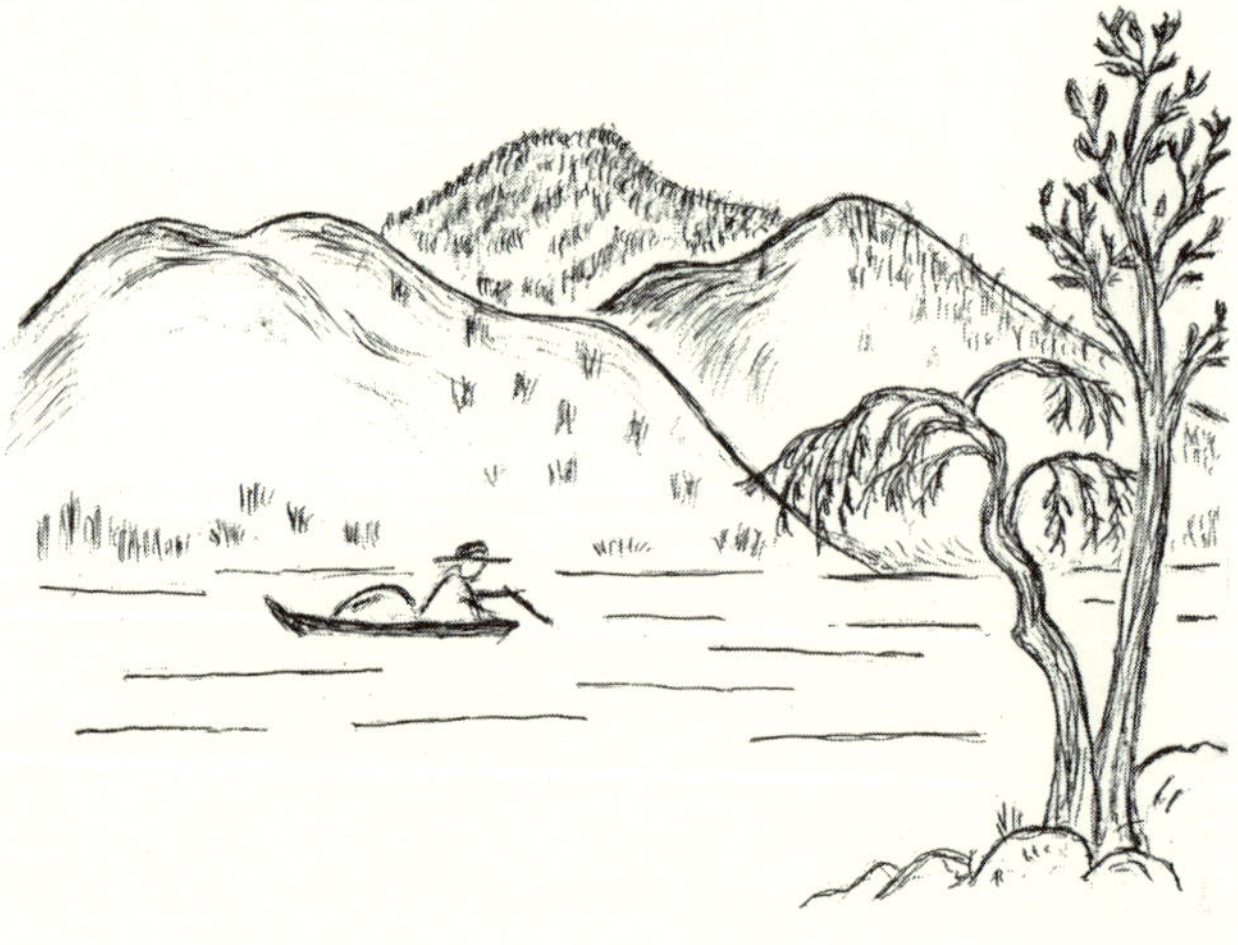

上がってくる（これは私の勝手な想像だが）、それとほぼ同じ情景を宗雪も目にしたのであろう。その美しさに胸が痛くなるような凛とした夕暮れ時の景観に、彼は心象にある「湘南」の風景を重ね合わせたのではないだろうか。もしかしたら、彼はそんな情景を求めて大磯に行きついたのかもしれない。宗雪の墓は鴫立庵の片隅にポツンと立っていた。仙人の修行はしていなくとも、彼もまた仙人のように孤高の人生を歩んだに違いない。そして、この話は、先祖が湘江の南にある土地で暮らした、という言い伝えを宗雪が聞いて憧れを持っていたことが原因になった、と私は考えている。

話を本筋に戻して、何時、どのような経緯で仙薬の製法が陳家に引き継がれたか、実際、全く謎である。しかし、私としては、少なくとも千年は陳家で引き継がれてきたのだと考えている（私は全て聞いていないものの、口伝の内容を信じている。言い伝えには信用していないものもあるが）。

そしてその後、これらの仙薬は海を渡り、日本に伝えられることとなる。

陳《ちん》 延祐《えんゆう》

日本に薬を伝えたのは、14世紀、中国、元王朝に仕えていた陳延祐という人である。延祐は今でいう浙江省、台州市に居を構えていたという。しかし、自身は皇帝に仕え、元が明に滅ぼされた時は礼部員外郎《れいぶいんがいろう》という役職、今でいう文部大臣のような地位にあったという。

役人として「員外郎《いんがいろう》」という地位は低かったのだろうか。字の意味からすると、「定員外の人」という意味だから、臨時雇いの職員に当たるのではないか、つまり〝身分の低い役職〟だ、と思われる人が多いかもしれない。その場合は、時代は違うが、唐時代の大詩人、柳宗元《りゅうそうげん》と杜甫《とほ》の役職を是非参照して頂きたい。柳宗元は延祐と同じ礼部員外郎の職にあった。漢詩の本では、唐の高官だった、と書いてある。また杜甫は最も高い地位に就いた時が工部員外郎《こうぶいんがいろう》だったと言われている。身贔屓《みびいき》ではないが、決して低い役職ではなかっただろう、と思っている。

陳延祐は、卜筮《ぼくぜい》（占い）と医術に優れていた、と言い伝えられている。特に易《えき》には精通していたようだ。私は、皇帝に仕えるくらいだから四柱推命《しちゅうすいめい》、九星術《きゅうせいじゅつ》等も使っていたかもしれない、と勝手に思っているが、言い伝えには残っていない。

少なくとも、彼が子孫に遺した予言が今、的中したことを考えると、私は我が先祖ながら、その占いの能力が優れていることに頭が下がる思いがしている。

元が明に滅ぼされた時、延祐は明に仕えるよう命じられたが、元への忠誠心から明に仕えることを拒み、密かに故郷に帰ろうとしていたところ、政変による混乱を避けて日本に戻ろうとしていた留学生達に誘われて、日本に渡った、と伝えられている。しかし、私は、封建時代、勝者の命令が絶対的権限を持っていたことを考えると、敗北者の立場では、たとえ消極的であっても従わなければ極刑に処せられていただろうと思う。つまり事実上の亡命ではなかったかと。

延祐は日本に来てから朝廷に、当時は霊宝丹《れっぽうたん》と呼ばれていた「陽の薬」を献上したという。しかし、「陰の薬」も「中間の薬」も、献上したようには伝えられていない。彼が急性病に使う薬しか持参しなかったか、それとも他薬は献上できるほど十分な量を持っていなかったかは分からないが、そのことからして、かなり急いで日本に渡って来たように思えるのである。

ついでながら、付け加えておくと、「霊宝丹《れっぽうたん》」と別に「霊方丹」という薬もあったそうである。一字違うだけなので私はずっと同じ薬だと誤解していた。何かの文献から、違う薬の可能性が出てきたので「霊方丹」の処方を探してみたが見つからなかった。

こうして、無事に日本に渡ってからも延祐の苦悩は続くことになる。彼は、将軍足《あし》利義満《かがよしみつ》から室町幕府に仕えるよう、何度も招請《しょうせい》された。言い伝えでは義満は彼の医術よりもむしろ占いに優れていたことを高く評価していたようである。

ところが、困ったことに義満（室町幕府かも）は明と親しい関係にあったそうだ（明と貿易を始めていることからも、それは窺《うかが》える）。一方、自分の国を滅ぼした敵国と仲が良い政権に仕えることは、敵国に仕えることと同様に、延祐には耐えられないことだったのだろう。何故なら、この時期、彼は「陳」という姓を「外郎《ういろう》」に改めたのだから。

この「外郎」姓は、表向きは彼の役職である「員外郎《いんがいろう》」から転用したことになっている。また実際、彼は「陳（員）外郎」と名乗っていたから、後半の二文字を取った姓だといえば、誰でも納得するものだった。

そしてこのように、姓を変えたことにより、義満は彼を室町幕府の傘下に入れることを諦めた。それればかりでなく、そのことで延祐を罰することもなかった。そのことから私は、義満は寛容で立派な将軍だったに違いない、と思っている（ただ延祐が日本に来た時、義満はまだ十歳くらいだったらしいので、偉かったのは、義満の補佐役だったかもしれない）。

この「員外郎」という役職名は漢の時代からあったと聞いている。つまり日本では遣隋使、遣唐使の時代から知られていたと考えられる。そして読み方は「外」を「がい」と読んで、「いんがいろう」と読んでいた。学生時代、漢文の授業でも「員外郎」は「いんがいろう」と読むのだと習った。元々日本では「外」の音読みは「がい」か「げ」である。また、「員外郎」の「郎」は「人」と同義語である。つまり「員外人」と言い代えても（そういう言葉はないが）、意味は同じことになる。そこで「員外郎」を略す時は「員外《いんがい》」と略さないと「外郎」では「外人」という意味になり、役職名の略にはならない。

現に学生時代に習った唐の時代の漢詩に「韋員外家花樹歌《いいんがいけかじゅのうた》」と題する詩があった。どんな詩だったか、もう覚えていないが、作者が、員外郎の役職にある韋という人の家に招かれ、その宴席で詠んだ詩だったように記憶している。その詩を学んだ時に「員外」は「員外郎」を略した言い方で、読み方は「いんがい」であると教わったことは覚えている。

これで延祐が名乗った「外郎」は役職名を示すものではない、と分かって頂けただろうか。

実は、外郎家がこれまで一切口外してこなかったのは口伝だけではない。この「外郎」という姓の由来もその一つである。延祐が名乗った時から、それは「外人」という意味だった。役職名から取ったという言い訳も、わざわざ「外」を「うい」と当て読みにして「ういろう」としたのも、その本当の意味を隠すためだった。そして、名前を聞かれると、如何にも役職名を付けているかの如く「陳外郎」と名乗ったという（役職名を付けた場合は「陳員外」である）。しかし、さすが足利義満、すぐに延祐の意図を見抜いたのである。

「外」を「うい」と読むことにも表向きの言い訳が付いている。「ウイ」は中国、唐時代の発音だという。知り合いが調べてくれたところによれば、今の中国での「外」の発音は「ワイ」に聞こえるという。日本人が聞けば「ガイ」にも「ウイ」にも聞こえるかもしれない、とのことだった。それならば、昔から発音が変わらないことを前提として考えれば、別にわざわざ唐音だと言い訳しなくても「外」は「ウイ」にも聞こえる発音だから、という言い訳でよかった気がする。

いずれにせよ、「ういろう」と読む「外郎」は、延祐が元への忠誠を最後まで貫こうとした、その覚悟から作った造語であり、それ以前には存在するはずがない単語であった。封建時代の絶対権力者に逆らえば死罪にもなり兼ねない。正に命を賭した改姓であった。そしてそれ以降、外郎家の子孫たちが自ら名字の本当の由来を語ることはなかった。現在でも「外人《がいじん》」という言葉を嫌う人がいると聞いている。実際に先祖が異邦人であるばかりでなく、その事実を名字にしていると知られたら、日本での生活はさぞ大変なものになっていただろう。

こうして、足利義満は「外人」姓の人間を、役人として室町幕府に仕えさせることは諦めた。しかし、延祐の才能の方は諦め切れなかったようで、その後、今度は朝廷に仕えるように命じる使者を遣わした、と聞いている。それでも延祐は日本で最初に足を踏み入れた九州の地から動かず（私は大宰府と聞いたが、博多だったかもしれない）、代わりに息子を京都に行かせ、朝廷に仕えさせている。

また、言い伝えでは延祐は博多で禅宗の僧となっている。法名は、台山。しかし、前述したように、『古文書』では台山宗敬になっているそうだ。

その話で、私がずっと疑問に思っていることがある。私は口伝として、仙薬を造る時に唱え続けるのは法華経の一部だと聞いてきた。法華経は天台宗《てんだいしゅう》の経典であり、日本には聖徳太子の時代に既に伝えられていたようである。しかし、台山が帰依したのは禅宗、臨済宗《りんざいしゅう》だったという。何故天台宗ではなかったのだろうか。

確かに禅宗の元となった達磨大師《だるまだいし》の教えには口伝に通じるものがある、と言っても私は達磨大師の教えを一つしか知らない。それは、「悟り」は人から人へ心を持って伝えられるものだから、文字や言葉では伝えられない、というものである。確かに私も、仙薬を造る時の心構えとして説かれている口伝には、言葉では到底伝えきれないものがある、と感じていた。私は、むしろ修行していないから、本当に分かっていないからこそ、こうして文字にできたのだと思う。

一応、考えられることは、臨済宗を開いた栄西《えいさい》は天台宗の教えを学び、当時、形骸化していたという日本の天台宗の復興を願って禅宗である臨済宗を開いた、と聞いていることだ。つまり当時、臨済宗は法華経にも通じていた可能性がある。法華経を網《もう》羅《ら》した上での禅宗であったが故、延祐は臨済宗に帰依したのかもしれない。何となくすっきりしない解釈だが、無きにしもあらずだと思う。

余談だが、外郎家の初代から四代までの法名は、その名前を調べれば、授けた師が特定できるそうだ。私が子供の頃、藤沢に住んでいた方で、その知識を持っていらした方が、父の願いを受けて各代の師となった僧侶が誰であったか、調べて下さった。それからしても、初代は、一部の古文書に記録されている如く鎌倉時代に日本に来たのではなく、室町時代に来日したことで間違いないようだ。

こうして、延祐の代わりに京都に行き、朝廷に仕えた二代目、大年宗奇によって、「薬のういろう」の製法は日本に伝えられ、「菓子のういろう」は日本で誕生した。付け加えておけば、「薬のういろう」は仙薬の中の「陽の薬」であるが、他の二つの薬の製法も共に伝えられている。

大年宗奇《たいねんそうき》

外郎家二代目、大年宗奇は俗名が伝わっていない。法名のみである。尤も初代から四代までは、半僧半俗と言われるように、出家していても在家として生活をしていたそうだから、法名を俗名のように使っていたかもしれない。彼は朝廷に仕え、幅広く活躍した人であったそうだ。今日まで伝わる薬と菓子の原点に当たる人物として、架空の人と思われるかもしれないが、当時の人の日記や、『老松堂日本行録』という本を見ると、実在の人物であることは、まず間違いない。

蛇足だが、私が『老松堂……』の本を知ったのは、あるお巡りさんのお蔭だった。その人が、外郎家の敷地が文化財の調査を受けて発掘調査が行われている間、無防備になっていた現場周辺を細かく巡回して気を付けていてくれたことが有り難くて、今も思い出に残っている。

大年宗奇は、その父が朝廷に献上した薬を日本でも製造できるようにしたい、とする朝廷の命を受けて中国、明へ渡り、父の実家に戻って製法を習い、原料を持ち帰ったと言われている。

一方、当時の人の日記では宗奇は日本生まれだという。そこにも私は疑問を感じた。確かに陳延祐が日本に来た時の年齢は、四十何歳だったと聞いているから、日本で子供が出来たとしても不思議ではない。しかし、日本生まれの彼が、父の実家、と言っても全く交流がない家に行って、すぐに製法を教えてもらえたのだろうか。既に父から口伝は習っていたかもしれない。つまり原料がないだけで、製法はほぼ知っていたかもしれない。それとも何か、陳一族の者だと分かるような父の持ち物を持って行ったのかもしれない。それで製法を、隠されることなく、教えてもらえた可能性もある。

しかし、それでも、仙薬が如何に大切に造られてきたかを聞いている私には、無理のある話のように思われる。知らない人にそんなに気安く、伝えるのに十年もかかるような難しい薬の製法を教えるだろうか。

私はむしろ、彼は父から聞いて、雲南省に仙人を訪ねたのではないか、と考えている。そして、もしかしたら田道間守と同じように、仙人となり、仙薬を造る術を、父から習った製法と合わせて、学び直したのではなかったか、と推量している。

そう思う訳は、大年宗奇が魔訶不思議な力を持っていた、と言い伝えられているからだ。どんな能力だったかも聞いた記憶があるが、残念ながら覚えていない。その能力故に彼の法名には「奇」の字が入っているのだそうだ。「奇」は「奇妙」とか「奇怪」「奇人」の「奇」である。そうすると、その奇妙な力が仙術だった可能性も有り得る。

仙薬の原料生薬は、その時、陽の薬に使う分だけでも十年分くらい持ち帰ったようだ（陽の薬は製造できる期間が限られている。そこから一年に造ることができる量もほぼ算定できる）。今考えると多すぎるように思うが、当時、日本と中国の間を行き来することはそれくらい困難なことだったのだろう。以後、外郎家は全ての原料生薬を最低約十年分備蓄しておくことが慣例になったという。

大年宗奇が何年間中国にいたかは分かっていない。しかし、私は、もし仙人になる修行までしてきたとしたら、十年以上は必要だっただろうと思っている。彼は無事に帰国し、仙薬は日本で造られるようになった。彼が造った薬は、天皇ばかりではなく皇族や公卿、将軍、さらには地方の豪族、幕府の人達にも用いられ、珍重されたという。

余談になるが、これらの仙薬は動物にもよく効く。具合の悪くなった鶏に飲ませてみたところ、すぐ元気になったという話をしてくれた人もいた。当時の、薬が非常に少なかったと考えられる時代に、動物薬として使ったかどうかは分からないが、一方、馬や犬、猫などの動物が生活に欠かすことができないとして大変大事にされていた時代だった、とも聞いているから、動物にまで使える薬という点でも珍重されたかもしれない。

この当時の逸話として、陽の薬である「霊宝丹」は丸薬のため転がりやすい。そのため宮中の装束では、落とさないように入れて持ち歩くのには不便な薬だったようである。そこで、貴族や武士は烏帽子《えぼし》（冠の一種）の折り返しの部分に薬を入れて携帯したという。すると暑い季節には頭の熱で薬が少し溶け、烏帽子から周囲に香気が漂ってきたそうだ。それに気が付いた当時の天皇陛下から「霊宝丹」は新たに「透頂《とうちん》香《こう》」という名前を賜ったという話が伝えられている。頂《いただき》を透して香るという意味だそうである。

この「陽の薬」は、室町時代に書かれた『撮壌集《さつじょうしゅう》』という、当時の官名や本、薬などを目録にした古辞書には、既に「透頂香」の名前で収載がある。しかし、不思議なことに「霊宝丹」も共に収載されている。さらに、「陰の薬」と「中間の薬」は、少なくとも現在の薬名では書かれていない。中間の薬は各々名前があっ

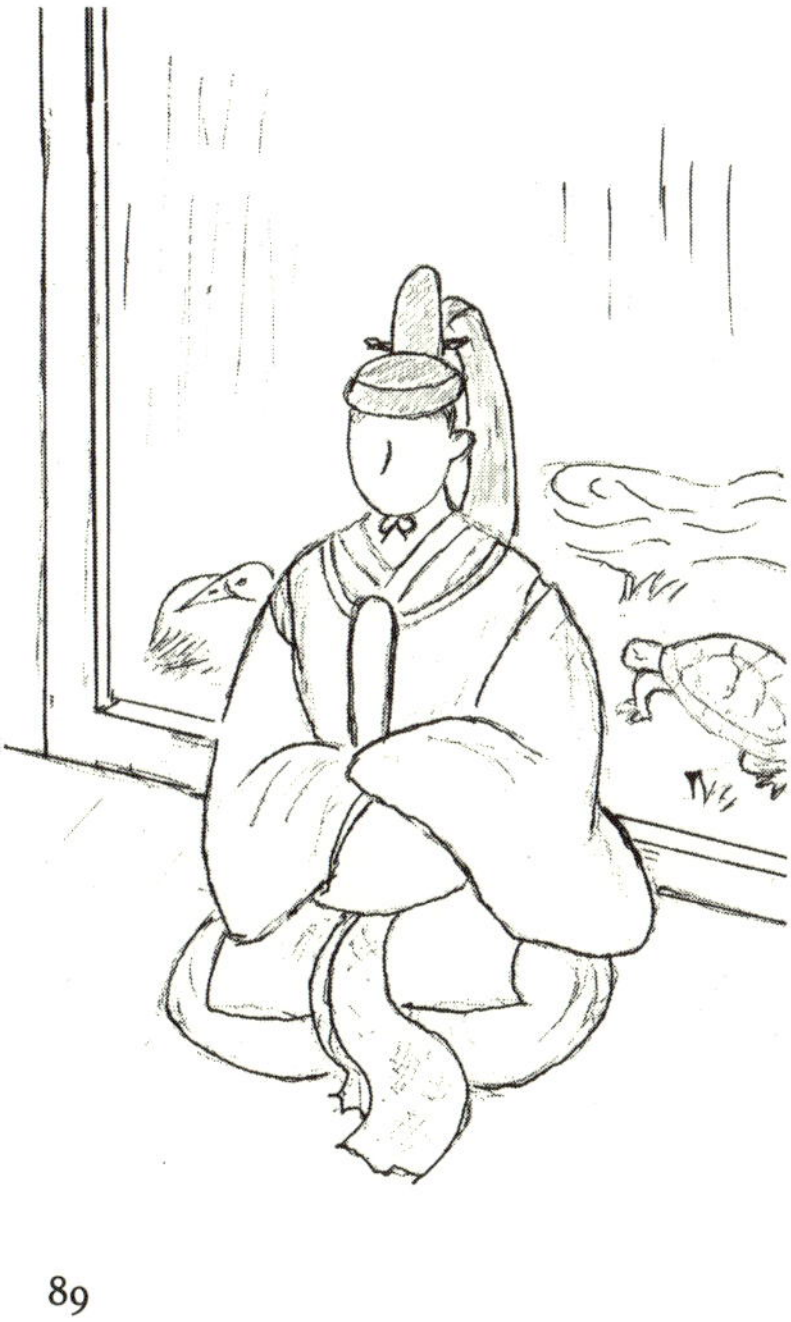

たというから、益々どれか分からない。それでも、それらの薬は、言い伝えには僅かしか登場しないが、口伝では等しく扱われている。

大年宗奇は日本に帰った後も、製薬だけに携わっていたわけではなかった。典医として、また顧問として相談役のようなこともしていたらしい。少なくとも、外国からの使節の接待に当たっていたことは前述の本の内容から察せられる。明に行っていたくらいだから中国語が堪能だったのだろう。

接待にあたり、彼は宮中で外国信使の待遇に用いる菓子類に、日本独自のものが少ないことに苦慮したという。日本のことだから、水菓子といわれた果物類は豊富だったのではないか、と思うが、手を加えて作った菓子は室町時代にはまだあまりなかったようだ。そうかといって、外交使節に、相手の国の菓子を出すようなことをしたら、日本の沽券《こけん》に関わると思えたのだろう。

そこで、彼は自分で米粉を使った蒸し菓子を考案したという。米粉を選んだのは、日本が瑞穂国《みづほのくに》（瑞々《みずみず》しい稲穂の国）といわれていたからだ、と聞いている。その作り方は、今なら誰でも作ることができるくらい簡単なものだ。しかし、当時、薬と見做《みな》されるくらい高価だった黒砂糖を使うことができたのは、製薬をしていた彼ならではのことだったかもしれない。この黒砂糖を使った菓子は宮中で評判となり、「外郎」が作る菓子ということから「ういろう」と呼ばれるようになったという。一説では、評判になったのは薬の苦味と対照が良かったからだ、という。しかし、私は、外国使節に日本独自の菓子として使用できた意義が大きかったせいのような気がしている。

外郎家が小田原に移り、薬が一般に知られるようになってから、薬と菓子を区別する意味で其々「薬のういろう」「菓子のういろう」と呼ぶようになったという。「ういろう」が平仮名《ひらがな》なのは、名字と区別するためであったそうだ。なお、この本の題名の『ういらう』は旧かな遣いで表記した。

菓子は黒砂糖の他に、作り方は同じだが、水飴と干し柿で作ったものもあったという。しかし、確かに大年宗奇が作った、と伝えられているのは黒砂糖味のものである。接待に使うためには一つ味では寂しいと思い、追加で作ったのかもしれない。

それから、明治時代に至るまで、外郎家は菓子を接待以外の目的に使わなかったらしい。しかし、二代目が作った黒砂糖の菓子の味は（たぶん）代々引き継いでいるから忘れないように、と言われたものだ。

言い伝えによれば、応仁の乱が起こる前に、外郎家は今の山口県の大名、大内氏一族の誰かに、黒砂糖の菓子の作り方を伝えたそうである。勿論、瑞穂国の菓子であることを示す米粉を用いた作り方だったそうだ。その理由については伝わっていないが、授乳中の母親の乳が出にくい時に、この菓子を食べると良い、とされていたそうだから、全くの当て推量だが、大内氏一族の中に、産後の奥方がいらしたためだったかもしれない。

菓子には関係ないが、ついでなので記しておくと、この時代から今日まで外郎家が伝えてきた行事がある。節分の日に行う行事で、昔は、節分から一年が始まると考えられていたことから行われるようになったのではないか、と思う。節分には豆撒きをするが、その時使う大豆（そのまま食べられるよう炒ってあるもの）を、自分の数え年の数に一粒足して、茶碗に入れ、そこに梅干しを入れてから、熱い煎茶を注ぎ入れ、箸で茶碗の中身をゆっくり回しながら「福茶飲む　人もあやかれ　梅干しの　皺《しわ》の寄るまで豆でおじゃんせ」と、和歌を詠むような調子で、三回唱える。そして、茶碗の中身を全部食べるのである。豆が多い時は、十歳を一粒に数えてよいが、端数は数だけ食べなければならない。例えば、数え年が二十八歳であれば、二十歳は二粒にできるが、端数の八粒とそれに加える一粒は省略できないので、十一粒食べなければならない。また、数え年が九歳になる時は、おまじないの一粒を足して十粒になるが、その場合も省略できず十粒食すことになる。梅干しと煎茶は必ず入れることになっていたが、量は全く適当で、たとえ、梅干しを小さな一片しか入れなくても、入っていれば別に構わなかった。おまじないの意味は、この福茶を飲む人は、梅干しのように、顔に皺が寄るまで、元気な働き者でいなさい、という意味だそうだ。今でも、真心があって、苦労を厭《いと》わず働く人のことを「あの人は豆な人だ」という言い方をする。応仁の乱以前の、大変古い風習のせいか、私が子供の頃には、ほぼ同じ行事を伝えている家が幾軒もあった。しかし、今、この行事は全く聞かなくなっている。興味のある方は、ぜひ、試して復活させて頂きたいと思う。

話は変わるが、私が言い伝えの中で嫌いな話が幾つかあることは前述した。外郎家の言い伝えは良いことだけを伝えていない。嫌な話も、他人には決して話したくない悲しい話も伝わっている。

その嫌いな話の一つに、大年宗奇にまつわる話として、次のような話があった。

「外郎は没落した貴族の牛車《ぎっしゃ》（昔、貴族が使用した牛に引かせた乗り物）を買い取り、それに乗って意気揚々と京の町中を見せびらかして回った」というものである。その行為は私には、仙人になるような修行をした人が、外国に誇れるような日本独自の菓子を作りたいと願った人がするようなことではない、と思われた。そのため、口外したこともなく、同じような話を言われても知らない振りをしていた。

ところがこれは、実際は恥じるような話ではなかったようだ。それが分かったのは「たじまもり」を知りたくて行った奈良旅行の折、垂仁天皇陵《すいにんてんのうりょう》の前で会った方のお蔭である。

その方は私が外郎家の出身だと分かると、一冊の本を紹介してくださった。吉武利文氏著の『橘の香り――古代日本人が愛した香りの植物』である。この本には外郎家のことも収載されていた。

それよりも、私が飛び上がるほど嬉しかったのは、祇園祭の曳山《ひきやま》の一つ、蟷螂山《とうろうやま》についての記述だった。大年宗奇が買い取ったという牛車の持ち主は単なる没落した貴族ではなかった。南北朝の時代、南朝に味方して足利義満の父、二代将軍義詮《よしあきら》と戦い、戦死した公家、四条隆資《しじょうたかすけ》卿ゆかりの牛車（御所車《ごしょぐるま》）だったらしい。よく壊されず残っていたものだと思う。しかも、その牛車を買うとなると、隆資卿が敵対した室町幕府の怒りを買いかねない（これは私の考えだが）。それを（構わずに）買い取り、その牛車にカマキリ（蟷螂）の飾り物を付け、八坂神社に奉納して祇園祭の山鉾の一つ、蟷螂山とした、というのである。曳山であれば、京都の町を回って大勢の人に見せるのが、むしろ当たり前である。また祇園祭で山鉾巡行を行う人達は誇りを持って山を曳いている。つまり、言い伝えは何処にも間違いはない。なのに、何故全く違う話に聞こえるのだろうか。

四条隆資卿は当時、蟷螂山町《とうろうやまちょう》に住んでいたこと、また中国の故事（『韓詩外伝』）で、斉国の荘公という王様が、カマキリが退《ひ》くということを知らず、自分が潰されそうになっていながら、なお、車の轍《わだち》に向かって前足の鎌を振り上げて向かっていこうとする様子を「もし、この虫が人だったら天下の勇武となるだろう」と言ったという話から、蟷螂を牛車の上に載せたようである。隆資卿の勇敢さを讃えてのことだったようだ。

しかし、何故、橘のことを書いた本に外郎家のことが載っていたのだろうか。それは、蟷螂山の水引の部分に、橘とカマキリを図案にしたものが描かれているため、だったようだ。橘は四条隆資卿が討ち死にした男山に祀られている石清水八幡宮の神紋だそうである。しかし、何故神紋が橘なのか、由来は分からないらしい。

こうして、私は、田道間守が伝えた橘を仲介として、六百年も前の言い伝えの、おそらく真実の姿、を知ることができたのであった。

私は一時、叔母（実際は、早逝した叔母の親友だが、私を本当の姪のように可愛がってくれた）が住んでいた静岡県掛川市に滞在したことがある。その時偶々《たまたま》、趣味である、植物の写真を撮りに行った森町という所で、「半夏生《はんげしょう》」という名前の、葉が半分白い植物を教えてもらった。そして、その縁で、森町にある山名神社に伝わる舞楽のことを教わった。頂いたパンフレットには「山名神社天王祭舞楽」と書いてあったが、「遠州飯田山名神社祇園祭舞もの」ともなっていた。名前からしても、京都祇園祭から伝えられた感じがある。そして、その舞楽の中には、何と、外郎家が伝えたとされる「蟷螂《とうろう》」と称する舞がある、と書いてあった。今日では、そこだけに伝わる演目になっているとのことだった。写真で見ると、その被《かぶ》り物の上部は長い触角を持つカマキリの作り物になっていて、ちゃんと目も付いているようだった。この舞は応仁の乱以前にこの神社に伝えられたという。

考えてみれば、外郎家五代目が京都から小田原に引っ越したのも、応仁の乱の起こる少し前だった。そして、森町は、今は内陸だが、昔は海沿いだったという。確かに五代目は引っ越しに船を使ったという言い伝えが残っている。それも、何故か分からないが、当時、船では相模国まで行かれなかったという。そこで、駿河国か遠江国かの港まで行って、そこから陸路で荷物を運んだという。実は、船で相模の国まで行かれなかった理由も、陸路の小田原までの経路についても、辻褄《つじつま》が合わない話が一応伝わっていた。しかし残念ながらそれは覚えていない。

海路の利用が少なかったせいかどうか、定かではないが、京都から小田原まで引っ越し荷物をすっかり運び終わるのに七年も掛かったという。蛇足だが、その多くは書

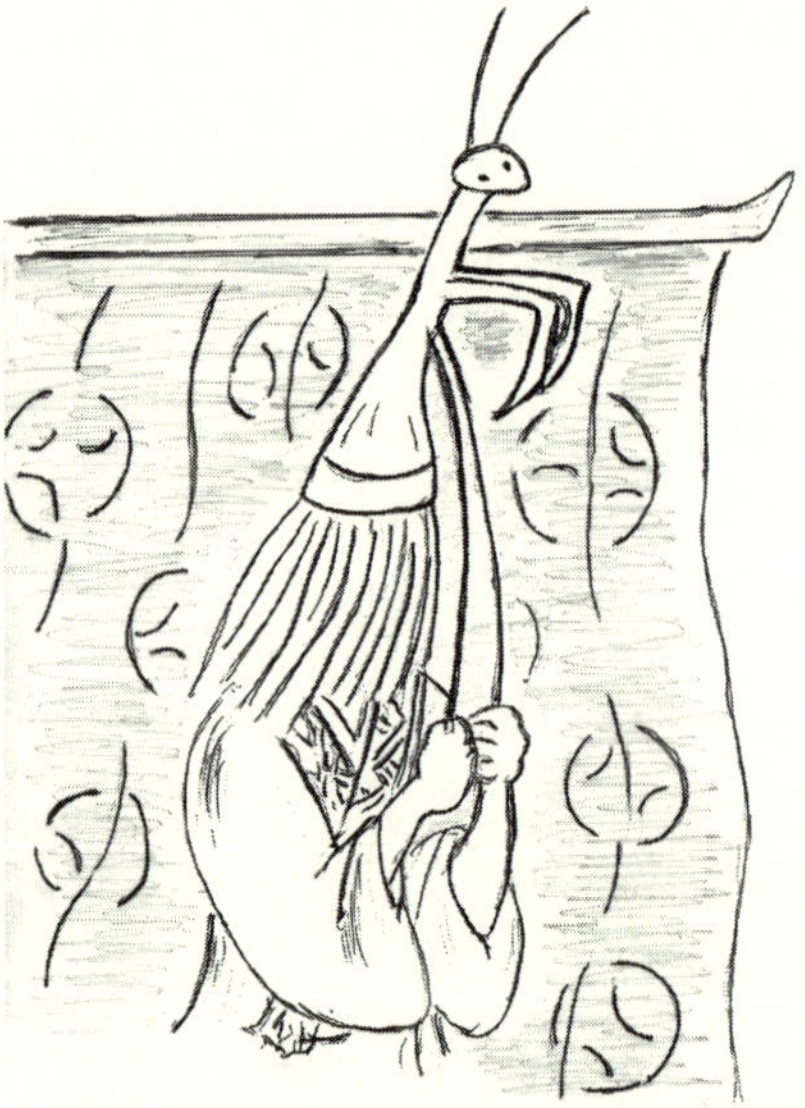

物だったそうだ（勿論、薬の材料生薬も相当な量だったと思われる）。しかし、小田原での度重なる地震や火災のために失われ、それから五百年以上経った今は数枚の紙が残るのみである。

七年間も行き来していれば、その間に、往来の無事に感謝して神社に舞楽を奉納することも考えられなくはない。それにしても遠江国で、海路から陸路に替えたのでは、小田原から遠すぎる気がする。いきさつを、もう少し聞いておけば良かった、と後悔している。

また、何故、此処でも「カマキリ」なのだろう。単に先祖が京都で奉納した、祇園祭の曳山から模しただけの舞だろうか。

中国の故事では、カマキリについて、別の話がある。荘子という人が、カマキリが前足の鎌を振り上げて大きな車に向かっていくことを例として、自分の弱い力を考えないで強敵に挑もうとしている人に「身の程を弁《わきま》えて行動しているか」と忠告をしたことから、空しい抵抗とか、身の程知らず、とかの意味で使われるという「蟷螂の斧」という言葉である（私の説明も適切か分からないが）。

　私は、外郎家が森町の山名神社に奉納したとされるカマキリには、もし奉納したのが引っ越し途中の五代目だったとしたら、その意味も含まれていたように思う。たとえ「無駄死ににになるような行為」であってもなお、進まなければならない覚悟を裏に隠した祈りの舞だったような……。私がそう考える理由はもっと後で書こうと思う。

　私は山名神社に行ってみた。入り口、鳥居の脇の石柱が山名神社であることを示していたが、砂利を敷いた広場の奥の、こぢんまりとした拝殿は閉ざされており、昔、美しい舞ものが披露されていた場所だとは思えないほど閑散としていた。森町が港だった頃の、参拝の人々で賑わっていたであろう神社を想像してみようとしたが難しかった。神社をお詣りして、先祖が遺した舞が残っているから、というだけではなく、いにしえの都の香りを伝える舞楽が人々の記憶から消えることがないよう、そしてこれからも、その舞を観る人々を安らぎと歓びで包んでほしい、と祈らずにはいられなかった。

小田原に移るまで

大年宗奇の息子は月海常祐《げっかいじょうゆう》という。これも法名だ。彼は三代目だが、彼について伝わっていることは少ない。徳の高い、大変優れた医者であり、二代目同様、朝廷に仕え、典医の職にあった、というくらいである。二代目と四代目の言い伝えが多すぎるために、少々影が薄くなってしまったのかもしれない。彼が詠んだという詩を、確かどこかで見たが、意味が分からないながら、相当な学問を積んだ人ではないか、と思った。

四代目、祖田有年《そでんゆうねん》は高徳の教養人というだけでなく行動の人でもあったらしい。祖田に関して、当時の人の日記等、文献がかなり残っているようだ。数々の功績をあげたので朝廷も重きを置いていた、と聞く。

ところが、現在、残されている資料の中には、小田原に移った五代目、定治が、祖田の息子だったことを示す古文書はないという。祖田が友蘭周吾《ゆうらんしゅうご》という人を自分の息子として、さらに京都外郎家の跡継ぎだと言っている古文書は残っている、と聞いた。友蘭周吾は、小田原外郎家の言い伝えでは、定治の弟だということになっている。しかし、そのことに関しても記録は残っていないようだ。

一方、定治が薬を造っていたことは古文書から窺《うかが》い知ることができるが、友蘭周吾が薬を造っていたという記録はないと聞く。

さらに、定治は、時の将軍、足利義政《あしかがよしまさ》の命により、足利家の祖である宇野家の養子となった、と伝えられている。そのことについては、江川家が、定治が養子に入ったことを慶ぶ文書が残っているそうだから、事実だと思われる。

ここで「江川家」と書いたのは、元々足利家も江川家も宇野源氏の家系なのだそうだ。どちらの家も直系か、それに近い家柄にあり、元々「宇野」姓だったのを、居住した土地の名前から、各々改姓したと聞いている。そのため、定治は江川家の養子になっても「江川」ではなく「宇野」を名乗っている。正確には「外郎宇野」を姓としていたようだ。残念なことに、奥さんは江川家の娘だということしか分からない。戒名からすると名前は「泉《いずみ》」さんだったかもしれないが。

ついでだが、定治が養子に行った「江川家」は江戸末期に大砲鋳造のため、伊豆韮《にら》山《やま》に反射炉を造った、江川太郎左衛門《えがわたろうざえもん》の家である。

私が納得出来ないのは、昔、薬は主に寺で僧侶が造ることが多かったと聞いているのにもかかわらず、僧になった子供の方ではなく、武家に養子に行った子の方が薬を引き継いでいる点である。しかも時の朝廷から天皇家の御紋に、綸旨《りんじ》まで賜っているのである。いや、さらに小田原外郎家には製薬に関して今日まで連綿と伝えられてきた口伝も残されている。どうして、京都外郎家の正式な跡継ぎには薬の製法を遺さなかったのだろう。一体何があった、というのだろうか。

綸旨のことは、番頭さんが話してくれたお蔭で知ることができた。番頭さんの叔父さんは、明治初期ごろ、外郎家の大番頭をしていたそうだ。そして、綸旨が小田原の大火で焼失する前に、ただ一度だけ、たぶん明治政府から派遣されて、確認に来た人がいたらしいのである。その時、叔父さんは、立ち会った当主と共に、その場にいることを許されたらしい。そして、その時の感激を番頭さんに話していたそうである。しかし、番頭さんも、父も、調査にきたのが、どのような人だったかは聞いていないので、皆目分からないと言っていた。確かに外郎家の概歴を見ると、定治が綸旨を賜ったことは書いてある。それに加え、小田原では数十年に一度は大地震や、それに伴う津波のために大変な被害を受けるので、外郎家の象徴のようになっている八《や》つ棟《むね》造《づく》りの建物も何回も倒壊している。その度に、定治の遺言により、何年掛かろうとも、必ず再建してきたのだが、その折には、勅使門《ちょくしもん》を設けることが定めになっていたそうである（残念ながら勅使の間を設けていたか、までは聞いていない）。そこで、大正震災で潰れた後に、「八つ棟」を建てる時も、父は勅使門を作るように主張したが、今はそういう時代ではないという周囲の反対で実現しなかった（勿論私も反対した）。それは、確かに過去、朝廷の使者を迎えたことがあったということを意味するものだと思う。ついでに付け加えると「八つ棟」の破風の瓦に十六の菊の御紋を付けることは、今も遺言を守っているはずである。

定治についての言い伝えには、前述したような謎もあり、重複すること、関連する事柄が多く複雑で、上手くまとめられるか、分からない。しかし、できるだけ整理してみようと思う。

「外郎宇野《ういろううの》」と名乗ってから

繰り返しになるが、小田原外郎家の初祖、定治は四代目祖田の長男だと伝えられる。彼は、養子として「宇野」の一族に加わった時に、禅宗から、江川家が信仰していた日蓮宗に改宗している。そして仙薬の製法を引き継ぎ、北条早雲《ほうじょうそううん》の招きで京都から小田原に移り住んだとされる。

言い伝えでは、北条早雲がまだ伊勢新九郎《いせしんくろう》と名乗って京にいた時代、茶会の席などで度々同席し、親しい仲だったというから、招きに応じた、というよりも、小田原に理想都市を作ろう、という広大な夢を持っていた早雲の手助けをし、健康面での支えになりたい、と考えていたのではないか、と思う。早雲の方が定治より大分年上だったようだから。

本当に「招かれた」のなら、登城したとか、薬を献上したとかを示す古文書が一つくらい残っていてもよいと思うのだが、今のところ何もない。むしろ、早雲と会っている事を、城の人達は勿論、他の武士達にも気が付かれないようにしていた、という言い伝えが残っている。伊勢新九郎の時代は、北条早雲は浪人の身だったと聞く。そして定治の方は宇野源氏の一族に養子に入った、つまり武士になっているので、身分からいけば、ほぼ同等に付き合っていた可能性がある。定治は、それを周囲に気づかれて早雲の威信に傷がつくことを恐れたのではないか、と私は考えている。

しかし、陰では、定治は朝廷と北条家の間のパイプ役、連絡役を果たしていた、という。そのことを示す記録はいくつも残っているようだ。

確かに、小田原北条家を滅亡させた豊臣秀吉でさえ、外郎家を潰さなかった、いや、むしろ存続させようとしたのは、仙薬の製法を伝えていた、というばかりでなく、天皇家の十六の菊の御紋を賜っていたお蔭だと聞いている。その家が朝廷の意向を北条家に伝え、北条家の願いを朝廷に取り次いでいたとすれば、その影響力は決して小さなものではなかったに違いない。

定治は何時、天皇家の御紋を授かったのだろうか。そして、授かったのは本当に定治だったのか。父の祖田ではなかったのか。その疑問に言い伝えは何も答えてくれない。推量するしかない。

江戸時代に、京都外郎家について一つの逸話が残されている。江戸時代に入ってからのこと、京都外郎家の人に、飛鳥、平安の時代から、貴族や武士がたしなみとして行っていた競技、蹴鞠《けまり》が大変上手な人が居たらしい。その人は自ら蹴鞠の新しいやり方を考え出したという。そのやり方は、昔からの伝統的な蹴鞠のルールより面白かったらしく、評判をよび広く用いられるようになった。そのことが旧い蹴鞠の制度、伝統を守る師範、家元（言葉の使い方は間違っているかもしれないが、意味は分かって頂けると思う）の逆鱗《げきりん》に触れてしまった。家元は江戸幕府に訴え、その結果、外郎は島流しになった、と聞く。その時、その人は当主ではなかったと聞いているが、多分、それが京都外郎家滅亡の原因だったろうと思われる。

しかし、新しいゲームの仕方を考え出しただけで、流罪、というのは重すぎると思う。その時もし、京都外郎家が天皇家の御紋を家紋としていたら、果たしてこれほど重い刑になっただろうか。この逸話から、私は、京都外郎家は天皇家の御紋を賜っていなかった、と推量している。

それと共に、私は、外郎家の先祖が、四代までも優れた人物として名を残していることが少し不自然に思われた。四代も続いていて、しかも権力に近いところに在る家で、よく人間関係に確執や嫉妬などの問題が出なかったものだと。

どうしてか、を考えた時、私は、口伝の位置づけが今と昔では違っているように感じた。最初の四代は皆、生活そのものを口伝の考え方で、つまり自然体で暮らしてきたような印象を受ける。例えば、殿様から呼び出しを受けても行きたくないと思えば、改姓までしても応じない。義に殉じた勇者を讃えようと思えば、お上に睨まれる危険を冒しても私財を投ずる。そんな、人間社会の枠組みの中でも、自分の感情を大切にし、移り変わる世界を肯定的に捉えて生きた姿勢が、結果的に優れていると見えたのかもしれない。それならば四代も続けて、人に敬われるような人物が出たことに違和感はなくなる。

しかし、私が知る口伝は、薬を造る時の心構えだけに限定されていた。知る限りでは外郎家の日常生活に応用、利用されることはなかったと言ってよい。何時から、そうなったのだろう。

私は、口伝を薬に関することに限定したのは定治ではなかったか、と思う。そして、それはおそらく、祖田が望んでいることではなかったに違いない。祖田は人に頼んで初代（延祐）からの歴史、過去三代の足跡を調べてもらっている。私は、それは、祖田が初代からの歴史を聞いていなかった、というより、定治に示すためだったと思っている。説教などは親父から言われるより他人から言われた方が、効果がある場合があることを知っているからだ。

それでも定治は考えを変えなかったのではないか。自分の感情を押し殺し夢や希望を捨てることになっても人間社会のしがらみに絡め取られることを望んだのだろう。そうしなければならない時代だったのかもしれない。

そして、祖田は、もし私の思いつきが正しいなら、その考え方を受け入れ、定治が望むままに生きることを許したのではないか。しかし、その思想は、東洋神秘思想を受け継いできた京都外郎家としては用いられない考え方だった。そのために、祖田は定治を息子とは言わなかったのではないか、と推察する次第である。

もう一つ、もっと単純だが、考えられることがある。それは、定治が将軍家の血筋に養子に入ったことで、立場上、祖田は公に定治を自分の息子だと言えなかったのかもしれない。それで、記録が残っていない可能性もある。

また、祖田の跡取りが製薬をしなかった理由、それは分かるような気がする。当時の京都が応仁の乱を前にした混沌と騒乱の中にあったらしいから。仙薬を造るためには無念無想の境地でいなければならない。普通、読経三昧であっても坐禅や瞑想でも、外部から干渉を受けた時には止めることができる。ところが、この製薬は途中で止めることができない。かといって中断し、中国から輸入した貴重な材料を無駄にすることもできない。落ち着いて製薬できる環境ではなかっただろう。そこで、定治は小田原に移ったのではないか、そして、京都の実家でも、それが分かっていたのではないか、と思うのだ。

小田原に移って

前述の、定治が受けたという綸旨は明治の大火で焼失してしまっている。私はここでも、明治のことでいながら、この小田原の大火についての記録を見つけることはできなかった。

言い伝えによれば、明治十数年、少なくとも明治十八年より前、その大火は小田原の西にある箱根湯本から発したと伝えられている。外郎家は綸旨を守るため、蔵は石造りにしてあり、重い鉄の大扉の前には常に大きな味噌樽が置いてあったそうだ。家の西側の何処かに火事が起こった、というと、何よりも先ず大扉を閉めて、隙間に味噌を塗り込み、それから大急ぎで逃げるのだそうである。その方法で何百年も、例えば隣の筋違橋町《すじかいばしちょう》から出火した時でさえ、綸旨は焼失を免れてきたという。西側以外で火事が起こった場合は、火元の確認をしてからその作業をしても間に合う、と言われていた、というから面白い。

しかし、その大火の時は、運悪く、味噌の塗り込みが終わった直後に近所の人が、自分の布団を蔵に仕舞わせてくれ、と持ってきたのだそうだ。気の毒に思った家人はもう一度蔵を開け、布団を入れてやった。しかし、残念ながら、その布団が既に火の粉を浴びていたか、または、やり直した時、味噌の塗り方がいい加減になってしまったのか、蔵自体は無事だったが、蔵の中にあった物は皆、炭のように中まで焼けてしまっていたそうである。

小田原は地震、津波、火事と災害の多い地域だったろうと思う。その中で街道筋に面した家で、明治時代まで綸旨が守られたのは奇跡的なことに思われる。つまり、焼失したのも定めだったような気がする。しかし残念なことに、この綸旨焼失事件によって、外郎家は口伝の心とは正反対の道を歩みだすことになる（と私は考えている）。

綸旨に記されていた内容は、言い伝えばかりでなく、信じてもらえなかっただけで、一般にも、ほぼ知られていたのではないかと思う。それは定治に「貴賤貧富の別なく、薬を必要とする全ての人々が入手できる薬として、この薬を末永く造り続けるように」命ずるものだったという。

私はこの内容が事実かどうか、綸旨の写しが何処かに残っていないか、随分探したが見つからなかった。

なにしろ、書かれたのは、封建時代である。しかも当時、天皇家は、室町幕府から制約を受けていたように思われる。そんな時代の天皇が、こんな民主主義的な考えを持っていたはずがない。天皇の地位でさえ何時危うくなるか分からないという時代に、一般民衆のことまで考えていたなんて、有り得ない。いや、大部分の人が私と同意見だったからこそ、綸旨の内容を何より大事にした外郎家の生き方は理解してもらえなかったのではないか。

しかし、もし事実なら、何という素晴らしい天皇だろう。殆ど支配階級の人にしか手に入らなかった（外郎家は製薬を専業としていなかったため、小田原に移る前には、薬は少量しか造っていなかったと聞いている）薬を全ての人が使えるように望まれた、ということは、度重なる戦乱の巻き添えになって苦しむ庶民の様子に心を痛めていたことになるのだから。

これは、政治的な仕事もしていた定治にとって、身に余る光栄な素晴らしいことに違いなかっただろうが、困難を伴うことでもあっただろう。外郎家は仙薬の材料に、少しでも良い生薬を手に入れるため、貿易にも関わっていた、と聞いている。天皇家の御紋を賜るまで、外郎家が使っていた家紋は中国にいた時から使っていたとされる紋で、私が知る限り、他では見たことが無い文様である。漢字の「万」の字を図案化したような形だ。詳しい方に調べて頂いたところ、これは西夏文字《せいかもじ》（西夏はチベット系民族の国で、シルクロードの途中にあったらしい）の一部で、「進め」とか「行け」とかの意味を持っているらしいが、これだけ単独では文字ではない、とのことだった。さらに調べて下さった方によると、中国では紋を使う習慣がないから、何か別の目的で使った印ではないか、とのことだった。確かにそうかもしれない。そう考えると、おそらく日本に来てからの話だと思うが、船での往来の際は、その紋を船の舳先《へさき》とか帆に付けて使っていた、と聞いている。天皇家の御紋を拝領して以降、それらの船の印はどうしたのだろう。紋を付け替えれば朝廷の船と間違えられてしまうはずだ。替え紋の五七の桐の御紋を使っても独自の印にならなかったと思う。しかし、残念ながら、その先、定治が貿易をどうしたのか、生薬をどのように仕入れたのかは分かっていない。いや、そもそも定治が貿易をしていたかどうかも分からない。謎だらけである。

ただ、一つだけ、確かに昔、外郎家が貿易をしていたことを示しているような決め事がある。それは小田原外郎家の子孫は二十年毎に琵琶湖に浮かぶ竹生島に祀られている弁財天に、お参りに行くことになっているということである。二十年毎、と言っても二十年の間に行けばよいのである。つまり、最長で十九年、行かなくてもよいことになる（この決まりは、きっちり守られていたようで、定治が小田原に来て五百年目は、丁度お参りに行く年に当たっていた）。弁財天は七福神の一人で、富や音楽、知恵、福寿を司る神様だが、水の神様であることから、航海の神様としても信仰されていたという。仙薬の原料生薬は元々中国のもので、全て輸入するしかなかったから、航海の安全を願うことは、そのまま薬を造り続けることに直結していた。それだけで、外郎家が貿易をしていたとは一概に言えないが、何らかの関与があったことは確かだと思う。

私は、定治が心から天皇家に忠誠を捧げていたように思っている。何故なら、御紋を拝領した「外郎」の姓は、その後一切の分家を禁じている。さらに「外郎」姓で造る仙薬は一子相伝と定め、それに加え「外郎」姓を使うのは公の場のみに限り、私的には「宇野」姓を用いるよう、取り決めたのだから。そして西夏文字の紋はそれ以降、紋章としては一度も使われていないと聞く。朝廷の恩賜に精一杯報いようとした定治の気持ちを考えれば、当然かもしれない。

今、よくよく考えてみれば「外郎」姓の分家は禁止だったが、「宇野」姓の分家はしても良かったことになる。おそらく「宇野」姓で分家した人達もいると思うが言い伝えには残っていない。

定治が定めたこの決め事から考えると、彼は分家することにより十六の菊御紋が一般に広がり、軽んじられることを何より恐れたのだと思われる。それで跡取りになれなかった子孫たちも、分家するより僧になる方を選んだのかもしれない。私は密かに、本当は素敵な奥さんを見つけられなかったせいではないか、と思っているが。

外郎家は、表向きは小田原北条家が滅んで野に下るまで、薬を商売にしていなかった、としている。しかし実際は、野に下ってからも三つの仙薬のうち、最も珍重されていた「透頂香」だけは定治が受けた命に従い、商売の対象とはしないよう精一杯努力してきたのである。明治時代に入り、利益を上げてはならない薬の経費に圧迫されて、家計がボロボロになり、背に腹は代えられず、商売にせざるを得なくなるまでは。

話はまた戻ってしまうが、定治が綸旨と御紋を賜ったのが何時か、気になって仕方がないので、もう少しお付き合い頂きたい。

定治は小田原に引っ越して、北条早雲が城の南側に与えた宅地に、八つ棟造りといわれる建て方で邸宅を建てた。その完成に際して、彼は、天皇から祝いの綸旨を賜っ

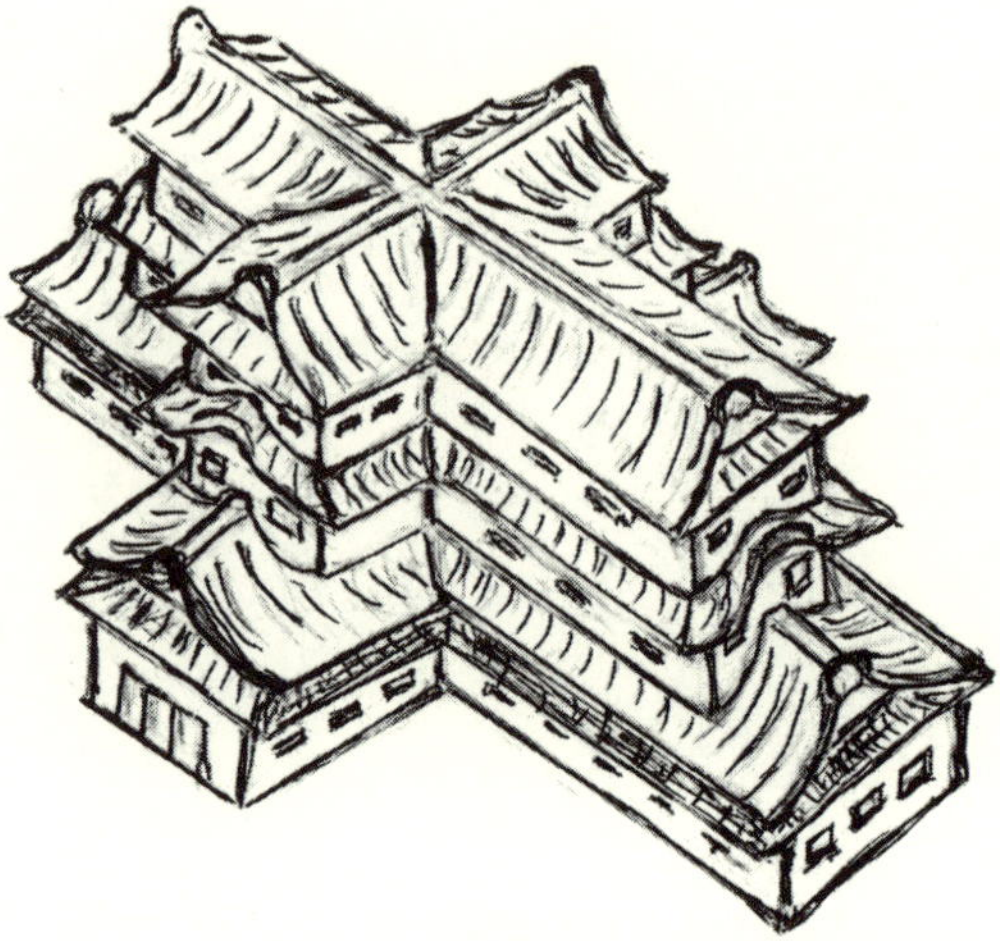

想像図

たという。

ここでもまた、話は横道に逸れてしまうが、八つ棟造りとは、〝棟が沢山ある造り〟という意味で、八個の棟があるわけではない、と言われている。ただ、父は戦前、定治が建てたとされる、八つ棟造りの建物の図面を目にしたことがあったという。それは、疎開により失われてしまったそうだが、父の記憶によれば、その建物は上から見ると十字の形をしていた、という。但し、両翼が長く、正面と後ろに突き出る部分は短かったそうだ。そして、三階建てだが、二階は一階から比べると（多分屋根が）低く、東西南北に突き出した建物の端に其々破風があったという。そこでもし二階に破風がなければ八つの棟があったことになる。

さらに、私は思いがけないところで、京都の伏見稲荷の建物が八つ棟造りだった、と耳にした。今の伏見稲荷がその建て方かどうか、見に行っていないので定かではない。しかし、私が驚いたのは、外郎家はその敷地内に稲荷神社を祀っているからだった。大正時代までは誰でもお参りできるようにしてあり、非常に短いが参道も設けてあったそうだ。その稲荷は、定治がわざわざ京都、伏見稲荷から宮司《ぐうじ》を招いて祀った、と言い伝えられている。子供の頃、土地の古老から、霊験あらたかなお稲荷さんだった、と教わった覚えがある。

そしてまた、伏見の稲荷大社を祀る稲荷山は、古くからの修験道の聖地である、と聞いたこともあった。さらに、別のところでは、定治の願いにより菩提寺を開いた、日蓮宗第十三世日伝《にちでん》上人は、日蓮宗に入る前は修験道の修行をしていた修験者だった、と教えてもらった。その上、定治が建立した菩提寺は、代々の葬式を行うところ、位牌を安置して法事をする場所、というよりも、薬を製するために仙人が籠もった霊山のような役割を持っていた、との言い伝えがあることは前に触れた。それらの伝承を合わせて考えると、「八つ棟」は修験道に関係して、何か特殊な力を期待して建てられた可能性があると思う。

また、父は、代々の言い伝えとして、京都に行く時は東寺に寄ってお参りするよう言われていた、と話したことがあった。聞くところによれば、東寺は伏見稲荷と深い縁があるらしい。そこからも何かが繋がっているような気がする。

さらにそこに、戸山荘の謎も重なる。江戸時代、尾張藩の下屋敷は現在の東京新宿区戸山公園にあり、戸山荘と呼ばれていたようである。そこに造られた庭園には箱根山を模した築山があり、麓に当たる箇所には「八つ棟」を模した茶室が設《しつら》えられていたという。確かに「薬の外郎」は縁起が良い物とされて特に武家に珍重されていたと聞いている。さらに徳川家康が駿府から江戸に向かう時、外郎家の前を通り「此処があの外郎か」と言った、という話もある。当然、尾張藩も薬を知っていただろう。

しかし、私はその茶室が、縁起が良い物を造る家を模した、というより、「八つ棟」の形そのものに意味があって建てられたような気がする。というのは、箱根山には、古代からの修験道の霊場、箱根神社がある。その箱根山が庭園の茶室の後ろに設えてあるからだ。それらを考え合わせると、「八つ棟」はその形自体に何か力が、例えばピラミッドパワーのような力が、あったのではないだろうか。

また、これまでの私の知識では、大大名や征夷大将軍でさえ、自分の邸宅を建てたからといって、天皇から祝いの綸旨を受けたという話は聞いたことが無い。しかも京都から小田原までわざわざ勅使が出向くには、相当な距離がある。そうすると余計、八つ棟造りの建物には、見えない役割があったように感じられる。しかし、残念ながらその方面に詳しい人に巡り会うことができず、「八つ棟」の謎はそのままに残っている。

一つ余分な話を付け加えておくと、「八つ棟」はこれまで震災で何回も倒壊しているにもかかわらず、一度も死者を出したことがないという。丁度中にいた時に、大正震災に遭遇した番頭さんの話では、ドーンと突き上げられるような地震と共に、まるで巨大な手に背中を思い切り押されたような感じがして、気が付いたら他の人と一緒に外に転がり出ていたそうだ。そしてその時にはもう「八つ棟」は崩れ落ちていたという。不思議といえば、不思議である。

話を戻して、定治が綸旨を賜ったのは、破風に十六弁の菊花紋が付けられた邸宅の完成時だというから、その時はもう御紋の使用が許されていたことになる。しかし一方、森町の山名神社にカマキリの舞を奉納したのが定治であれば、私にはその舞が定治の覚悟を表しているような気がするので、綸旨を受ける前に、既に京にいるうちに天皇の御心を知っていたのではないか、と思ってしまう。

尤も父の方は、言い伝えにある天皇のお言葉は、定治が小田原で賜った綸旨の中に書かれていたのだと思う、と言っていた。

それでもまだ、私は、御紋が綸旨より早く授けられたとは考え難い、と思っている。何故なら、これも私の推測に過ぎないが、薬は当時貴重品だったため、各大名は良い薬を庇護すると共に独占しようとする傾向にあっただろう。大名の許可が無ければ人に飲ませることが適わぬ薬では「どんな貧しい人の手にも入る薬を……」という天皇のお気持ちに外《はず》れることになる。そこで、誰にも独占されることなく、また誰の支配下に置かれることもなく薬を造ることができるように、天皇は定治に御紋を授けられたように、思われるからだ。しかし結局、これも解けない謎である。

定治が、どのように天皇のお言葉を実行に移したか、について、具体的な言い伝えは何も残っていない。ただ、彼が小田原と京都の間を頻繁に行き来し、朝廷に参内し、将軍に謁見するなどの多忙の身にもかかわらず、医薬をもって、後北条家とその領民のために力を尽くしたと伝えられているから、政治的仕事よりも製薬にその比重を移し始めていたことは明らかだと思う。さらに、北条氏綱《うじつな》が「透頂香」の偽薬禁止令を出しているところから、本物が一般民衆の手に入っていたことは想像に難くない。そして、この時代から先は、陰の薬と中間の薬についての言い伝えは特に何も聞いていない。陽の薬が有名になり過ぎたせいかもしれない。

定治は、引っ越してきてから十数年後に菩提寺を建立している。そして、それは北条氏綱が父、早雲を祀る寺、早雲寺《そううんじ》を建立した翌年なので、それに倣《なら》って建立したようにいわれている。しかし、引っ越してすぐから既に彼がそのような計画を立てていた、とも聞いている。開山となった日蓮宗第十三世日伝《にちでん》上人（正式には日傳上人）が定治と交わした手紙が残されている。そこには、寺の名前を決めるに際し、上人の名前から一字を入れることが記されている。そして、日伝上人は、日蓮宗の本山である身延山《みのぶさん》の西にある山、七面山《しちめんざん》に鎮座し、法華経の、そして法華経を経典とする日蓮宗の、守護神である七面大明神の御像を親しく背負ってこられ、菩提寺に祀られた、という。

昔は火事などで、仏像が焼失、破損した場合に備え、同じ木からそっくりの仏像を二体彫る場合があったそうだ。同じように、七面大明神の御像も一木二体《いちぼくにたい》で彫られており、日伝上人が持ってこられたのは、その一体だったそうである。

七面大明神（私は七面天女様、と教わった）について、私が聞いた言い伝えは美しい。ある時、日蓮上人が身延山の草庵《そうあん》近くで弟子や信者の人達に法を説かれていた時、聞いている人達の中に何時《いつ》の間にか美しくたおやかな若い婦人が現れて一緒に法話を聞いていた、という。その頃の身延山は、険しい山道を登って来なければならない場所にあり、華奢《きゃしゃ》な若い女性が一人で来られるような所ではなかったそうだ。そのため、説法を聞きに来ていた人々は「彼女は何者だろう」と怪しみ、それが気になって法話は耳に入らなくなってしまった。そこで、日蓮上人はその麗人に「本当の姿を見せてあげたらどうか」と問いかけられたそうである。直感や霊感で感じたことを口に出すことは、

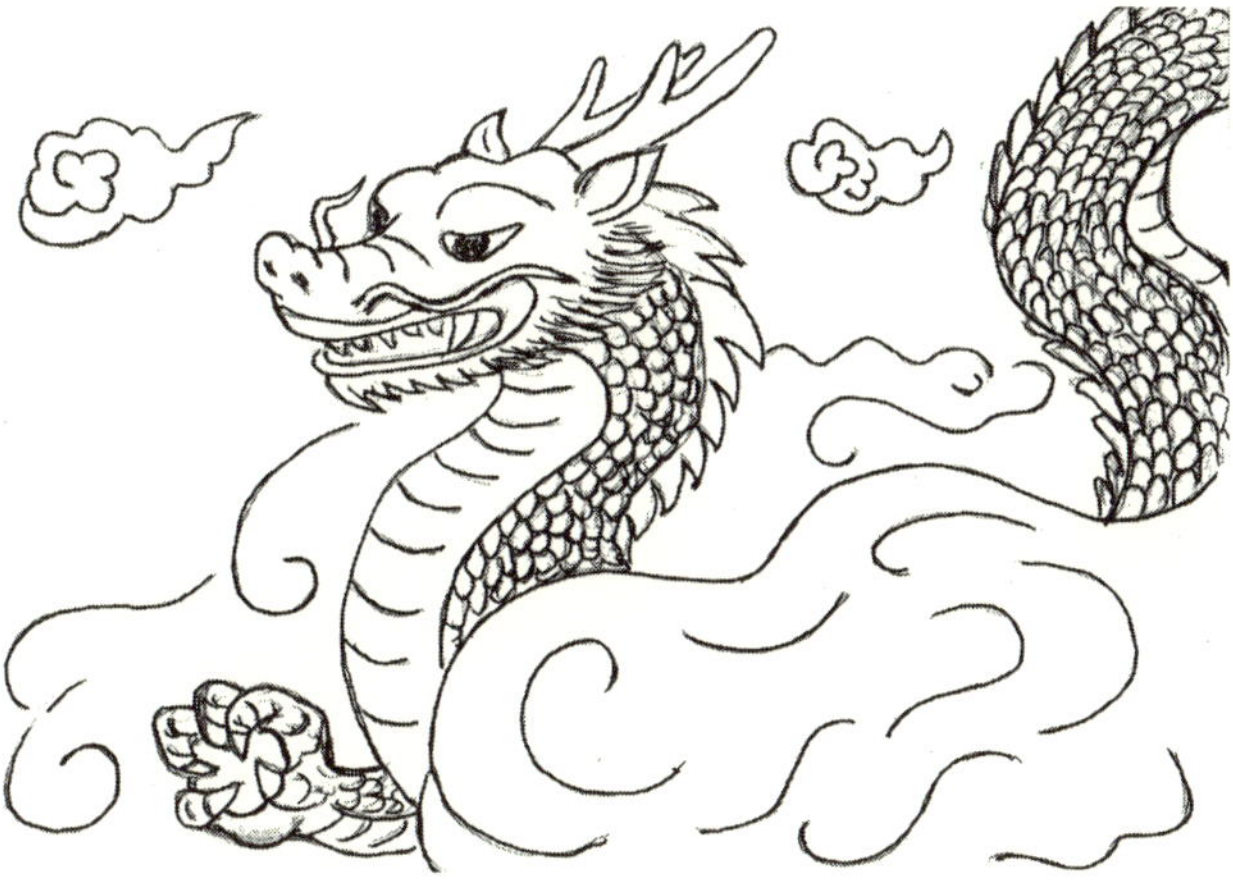

脳の病気をしているのではないかと誤解を招くことも有り得る。しかし、その時の日蓮上人は忌憚《きたん》なく、彼女が人間でないことを口に出された。それは法華経を信じる者にとっては素晴らしい幸運に繋がった、と私は思う。何故なら、日蓮上人の問いかけに対し、その麗人はにっこりして「一滴の水があれば……」と答えたそうである。そして弟子から花瓶の水を一滴掌《たなごころ》に受けると、その姿は忽然と消え、空中には龍の姿があったという。龍は自分が七面山に住んでいることを告げ「これからずっと、法華経を信じる全ての人を守りましょう」と言って雲を呼び、七面山に飛び去ったという。

話の中に、龍の肌の色までは出てこなかったが、私は白龍だと勝手に決めている。日蓮上人は既に感応を受けて、麗人が何者か知っていたのである。それなら別に弟子や信者に、疑われ怪しまれるような愛らしい女性の姿で現れる必要はなかったはずだ。真っ黒な山男の姿で現れても、天狗のように赤い顔の大きな山伏の姿で現れても良かったのではないか。それを、わざとしっかり怪しまれることによって、法華経が、龍さえも聞きに来るほど素晴らしい経典であると、そこに居た人達に実感してもらい、そして、その経の功徳により一人でも多くの人が、この世で幸せを摑んで欲しいと、全身全霊で法華経を説いている日蓮上人を少しでも手助けしたい、と思って女性に変身したに違いない（と私は信じる）。そして、この話を聞くたびに、私の脳裏には、真っ青な空に、日を受けて金色に輝く雲を従え、深山の濃い緑の上を飛ぶ真っ白な龍の姿が浮かんでしまうのである。

その七面大明神を、日伝上人は菩提寺に勧請《かんじょう》して下さったのだ。前述したように仙薬に秘められている東洋神秘思想は法華経の説話と共鳴するものがある。さらに、遥か昔仙人に薬を授けたのは山の神様だった。そして七面大明神も山の神様である。また日伝上人は自坊にさえ七面大明神を勧請していないという。そこから察するに、日伝上人には口伝の心が分かっていたのではないか、という気がする。

さらについでだが、菩提寺のご本尊、日蓮上人の御像についても、興味深い話が伝わっている。明治時代に、文部省から菩提寺の方に、ご本尊の写真を撮影させて欲しい、と申し入れがあったそうだ。菩提寺には当時住職がいたが、ご本尊の御姿を撮影するのなら総本山の身延山久遠寺に行った方が良いはずなのに、何故、こちらの仏像を撮りたいのか、不思議に思い聞いてみたそうである。文部省のお役人曰《いわ》く「日蓮上人のお顔に最も近い御像を学校の教科書に載せたいと思い、身延山に問い合わせたところ、こちらの寺のご本尊のお顔が最も実物に近いはずだ、と教えてもらいました」。住職は驚いて、久遠寺の方で、何故、菩提寺のご本尊を実際の日蓮ご上人に一番似ている像、と考えているのか、どんな由来があるのか聞きたくて、自ら身延山に尋ねに行ったそうだ。少なくとも、その時には外郎家の家人も、寺の住職もご本尊の由来を知らなかったのである。

驚いたことに当時まだ、久遠寺には日伝上人が小田原の寺に持ってきてしまったご本尊の由来を聞き覚えていた僧侶がいたそうである。持って行かれてしまったことが相当心残りだったと思われる。

そして判明したことは、菩提寺のご本尊は、鎌倉後期、下総の国の豪族で、後に出家して日常《にちじょう》と号した、富木常忍《ときじょうにん》という人（日蓮上人の高弟の一人で、上人の間近で仕え、上人が佐渡流罪《るざい》になった時は、物心両面から支援したという）が日蓮上人の没後すぐに上人を偲んで自ら彫ったとされている仏像、とのことだった。他の殆どの御像はその後に造られているため、その御像が最も実物に似ている、とされていたそうである。

私は歴史家にお願いして、その教科書、明治から大正時代に使われたと思われる教科書を探してもらったが、その写真は見つからなかったそうだ。しかし、檀家《だんか》さん（江戸時代の檀家制度のため、菩提寺であっても檀家さんもいれば、他家のお墓もある）の中には確かに昭和の初め、小学校の教科書に、その御像の写真が載っているのを見たことがある、と言って下さった人がいたので、本当の話だろうと思っている。

また、鎌倉国宝館の館長さんや昔の仏像に詳しい仏師が調べて下さったところによれば、七面大明神の御像も日蓮ご上人の御像も確かに鎌倉時代の作だから、年代的には、言い伝えと合致するそうだ。

これらの御像は元々彩色されていなかったそうだが、明治時代に保護の目的（？）

で彩色してしまったそうだ。

私は、日蓮ご上人の御像が大変生き生きと彫られているところから、日常上人（その時既に出家していたかどうかは分からない）が一人で彫りあげたのではなく、仏師に助けられて彫ったのではないか、と少々疑っている。この御像で見る限り、日蓮ご上人は、妻帯しなかったのが勿体ないくらいの美男子である。

さらに、菩提寺には鬼子母神《きしもじん》（鬼子母尊神《きしもそんじん》ともいわれる）の御像も祀られている。鬼子母神は、元は、大勢の子を持つ母親でありながら、人の子を攫《さら》って食べてしまう鬼だったそうだ。お釈迦様は彼女を諭そうとして末の子を隠してしまった。末っ子が行方不明だと知った時の、彼女の嘆きと悲しみは大変なものだったそうだ。このようにしてお釈迦様は、彼女が捕えて食べてしまった子供の親たちの気持ちを、彼女に分からせた。お釈迦様のおかげで人の親の嘆き悲しみを悟った彼女は深く反省し、それからは安産、子育ての神として、子供を守ってくれる神様になった、という言い伝えがある。そればかりでなく、鬼子母神は、法華経の中で、その経を信じる者を助け、守ると言って下さっていることから、私は、そのお力で法華経を信じる者を護って下さる神様だ、と信じている。

菩提寺に祀られている鬼子母神は色が黒いのでお顔が分かりにくいが、どちらかと言えば、鬼のような御姿である。言い伝えでは、雑司ヶ谷の鬼子母尊神と兄弟だそうだ。しかし、私にはその「兄弟」の意味が分からない。「姉妹」ならまだ分かるが、雑司ヶ谷の鬼子母尊神（こちらでは鬼の字に角が付かないそうである）は綺麗な天女の御姿をしているそうなので、「姉妹」であるとは思えない。これに関する言い伝えは全く意味不明である。

言い忘れたが、七面大明神の御像と鬼子母神の御像は、大変お力のある神様なので、秘仏として、ご開帳の時以外は厨子《ずし》の中に納めて置くように、伝えられている。これも、理由は、何となく分かるような気もするが、不明である。なお、神様なのに「秘仏」と書いたことはお許し頂きたい。どちらも神仏混淆《こんこう》の時代から祀られてきたものだから。

さらに菩提寺には、二体、誰の御像か分からない仏像がある。どちらも仙薬の製薬に関して非常に尽力した人の御像だと伝えられ、昔から並べて置くように、と教わった。一方の御像はその昔、手に数珠《じゅず》を掛けておられ、重病で祈禱《きとう》してもらいたいが寺まで来られない、という信者の枕元にその数珠をおくと、病が軽快するとか、治るとかという言い伝えがあったそうである。しかし、数珠はとっくの昔に紛失してしまったそうで、残っていない。さらにごく最近、聞いた話によると、その仏像の胴体は日蓮上人を示す御姿になっているそうだ。しかし何故か、私が知る限り、そのことを教えてくれた僧侶、仏師は居なかった。誰も皆、この御像は定治と日伝上人かもしれない、という父の説明に納得していたようであった。

学生時代、復元された小田原城に上り、そこで、北条早雲の像と伝えられる御像を見たことがある。面立《おもだ》ちが菩提寺の、定治の像らしいと言われる像によく似ていた。同じ仏師の作だったかもしれない。

武士から町人へ

定治は北条早雲亡き後は子の氏綱に仕え、代官にもなっているようだ。外郎家の家訓には「君臣の礼を取らず」という戒めが残っているので、「仕えた」というのが適当な言葉かどうか分からない。しかし、残されている資料からは「仕えた」のだと思われる。例えば、氏綱が所有していた酒呑童子《しゅてんどうじ》絵巻の奥書《おくがき》を京都在中の三条西実隆《さんじょうにしさねたか》公に書いてもらうために、仲介役を果たしたことが古文書に残されているそうである。

定治の曾孫《ひまご》、光治《みつはる》の時代に、天下統一を目指した豊臣秀吉の小田原攻めが始まると光治も兵を率いて小田原城の籠城に参戦したという。その時の布陣の様子を描いた図が残っていて、彼の名も見られると聞いたが、私には見つからなかった。

小田原城が落城すると、後北条氏に関係する武家は皆、城下から追われたというが、外郎家だけは、多分天皇家の御紋のお蔭で、そのまま同じ所で存続を許されたという。

外郎家が北条早雲から与えられた土地は城の南側の門のすぐ脇であり、そこに建てた邸宅は五丁（五町、約五四五メートル）もあったので、「外郎の五丁邸宅」と呼ばれていたらしいが、その場所に、（敵対した相手に）そのまま住むことを許したのだから、大変寛大な処置だったと思う。その頃の秀吉は相当太っ腹だったに違いない。

そしてこの時、光治は野に下った、つまり町人になったのである。

そして、天皇の綸旨に沿うべく、医薬に専心するようになったそうだ。ところが町人になったのは良いが、身分制度が厳しい封建制度では、厄介なことになってしまった。いくら三方《さんぽう》の上に薬を載せ、お布施のように志《こころざし》だけ頂くやり方でも、薬を売ったことになる、つまり商人だ。商人は江戸時代、士農工商と言うように一番身分が低かった。ところが、外郎家は天皇家の御紋を授かっているのである。家紋と実際の身分が離れすぎているのは封建時代では問題であったようだ。

その為かどうか、いや、私はその為だったと信じているが、豊臣秀吉の命により後北条氏に代わり関東を治めることになった徳川家康が小田原の藩主とした大久保氏は、二代にわたり外郎家に次々と無理難題を申し付けてきたという。どんな難題だったか、内容は伝わっていないが、そのため外郎家は製薬に専念できる状況ではなくなってしまったそうだ。当主はついに覚悟を決め、小田原を去って山梨かどこかの山に籠もることにしたらしい。私は、日伝上人の関係から七面山に行くつもりだったような気がする。

しかし、この時、奇跡が起きた。難題を出していた時の藩主、大久保忠隣《ただちか》が突然改《かい》易《えき》になったのである。忠隣は徳川家に対して忠節を尽くしていたから、たとえ讒言《ざんげん》などがあったにしても、改易になる等、先ず考えられない話だったそうだ。改易とは、藩主を首になった、とでも言ってよいだろうか、そんな意味である。そして小田原城は番城（城主を置かず、派遣した武士に守備させた城）となり、お蔭で、無理難題から逃れた外郎家は小田原から逃れなくて済んだのだそうだ。それから、何年も後に小田原城の城主となった稲葉氏は外郎家だけでなく、その菩提寺まで大切にしてくれたようだ。例えば、元々菩提寺は早川という川の傍にあったそうだが、台風や津波の度に被害を受けていた。そこで、稲葉氏は菩提寺をもっと高台に移すようにと、昔の練兵場の跡とか、米蔵があったとか、伝えられている土地を代わりに与えてくれた、という（どういう土地だったかは、私の記憶があいまいになっているので間違っているかもしれない）。それについては、当時、徳川家の誰かが、小田原の板橋という所で襲撃を受け、深手を負って菩提寺に担ぎ込まれ、手当てを受けて助かった、という話がある、と、聞いたことがあるので、そんな背景があったのかもしれない。

そして、さらに時代は下り、再び大久保氏が小田原の藩主に戻って来た時は、もう外郎家が苦しめられることはなかったという。稲葉氏やその後の藩主同様、むしろ外郎家と薬を大事にしてくれたそうだ。薬を買いに来る人の気持ち次第の代金しか貰っていない売り方では偽薬が出る方が考えられないが、それでも小田原から離れた地方では偽薬があったようだ。藩主がその地方での薬の専売を、外郎家に許した文書も残っているという。しかし、偽薬が効かないために本物の評判を落とすことを心配したのか、副作用が心配だったのか、理由は伝わっていない。

それから、身分の問題は、どうやら外郎家代々の当主を宿老という職（おそらく名誉職だと思うが）に据えることで無事に解決したようである。以後、外郎家は代々宿老として、小田原のために働いたという。

江戸時代の外郎家は、「八つ棟」を店舗に改装し、武家の格式を守りながら商人として薬を売るようにはなったが、「透頂香」を載せる三方の正面には十六弁の菊花紋が付けられていた。その三方はまだ残っていると思う。尤も、塗りが剝げて割れ、あまりにみすぼらしかったので、私が漆《うるし》職人さんに塗り直しを頼んでしまったため、江戸時代の物とは思えないかもしれない。また薬を入れた袋にも菊紋を入れていたというから、薬を求める人は、それだけで、もう効いた気分になったのではないだろうか。

私は、江戸後期のものだという薬袋を見たことがある。まあ確かに文字と御紋はあったが、大切に造られた薬を入れたとは思えない、ちり紙を折り返しただけに見える粗末な袋だった。薬には虫が付かないというから、包装はどんなでも良かったのかもしれない。

また「菓子のういろう」の扱いも身分が矛盾したために、困っていたらしい。源氏の血筋からも「商人」として菓子を売ることはできなかったらしい。そのため、先祖を祀る際と客の接待に使っていたそうだ。もう少し詳しく言うと、薬を求めに来る武家が、先触《さきぶ》れを出して外郎家を訪ねた場合には、菓子を作って供していたという。まだ密封包装などない時代である。あまり日持ちがしないので、前もって知らせがなければ作らなかったという。その一方、元々が朝廷で接待に使っていたという格式とか、誇りとかもあったのだろう。先触れがあっても、一般のお客に「菓子のういろう」は出さなかった、いや、一般のお客を座敷に上げることもなかった、という。

つまり、「ういろう」の薬の方は身分で差別しないのに、菓子ではきっちり差別していたわけである。

江戸時代に十返舎一九《じゅっぺんしゃいっく》という人の書いた、『東海道中膝栗毛《とうかいどうちゅうひざくりげ》』の中に、「ういろうを「餅かと上手くだまされて　こは薬じゃと苦い顔する。」という一節がある。十返舎一九は、元は武家だったと聞いている。そして、皮肉屋だったのではないだろうか。

正に、外郎家でも苦慮していた、身分制度からの矛盾、を見事に突いた一言であった。武家のままでいれば、自分もその格式ある菓子を味わえたのに、という口惜しさも含んだ言葉だったかもしれない。先祖もたまには、身分制度に違反して、一般の客に菓子を出してあげれば良かったのに、と言いたくなる。

私は、大正時代に書かれた、日本全国の観光地とその土地の名産品を紹介している、旅行案内の本を読んだことがある。その本を何度も調べたが、「ういろう」の名前は小田原のところにしか出ていなかった。それも単に「ういろう」としてあるだけで、菓子と薬の区別はなかった。「ういろう」が江戸時代、既に小田原の名産であり、東海道の他の地域に無かったことは『東海道名所図絵《とうかいどうめいしょずえ》』により示されている。さらに、その旅行案内から、私は大正時代でも、まだ「ういろう」は小田原以外、何処の名産でもなかった、と信じている。

そして、また余談になるが、江戸時代の「八つ棟造り」の店は浮世絵にも描かれている。骨董屋に出ていることに気が付いた親戚の人が買い取って父に寄付してくれたそうだ。いくら江戸時代の物でも、版画だから幾つもあったのではないか、と思うが、父が大変感謝していたことからして、相当高額だったのだろう。

　江戸時代には店の正面奥には、先祖が中国から持ってきたという大きな虎の置物が飾られていたというが、その浮世絵でも確かに、虎がいたようである。この虎の置物は地震で壊れてしまったそうだが、比較的最近まで、この置物の虎を写生したという、江戸時代に描かれた墨絵が残されていた。しかし残念ながら、今は逃げてしまったようで、見つかっていない。

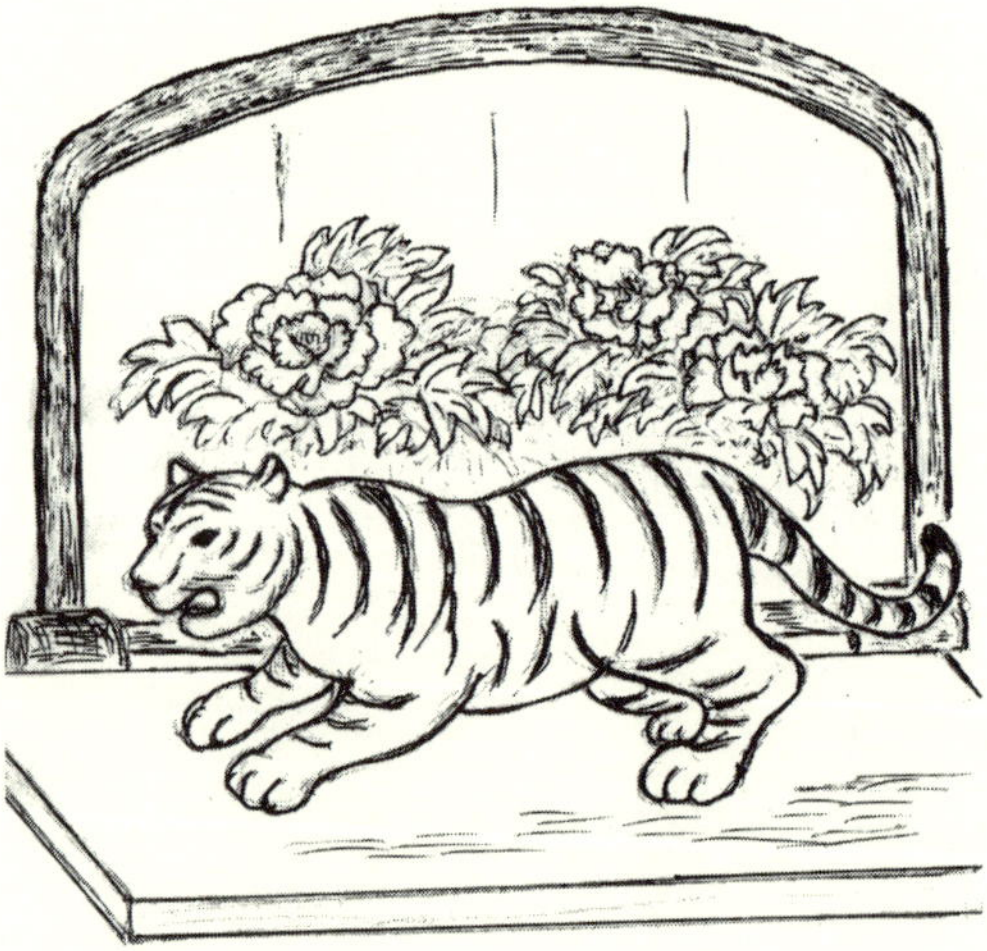

　実は、この虎の置物が店頭に置かれる以前、店には狩野元信《かのうもとのぶ》という画家が描いた虎

の絵が飾ってあったそうである。そして、その絵から外郎家は「虎屋」と俗称されていたそうだ。ここでも身分制度の壁のため、実際は「虎屋ういろう」と名乗っていたにしても、菊の御紋の手前、商人を表す屋号を自ら使っている、とは認めるわけにいかなかったので、「俗称」と言ったのだと思う。この虎の絵が震災で失われたために、秘蔵の置物の虎を出した、と聞いている。

なお、この、虎の絵は、外郎家の言い伝えでは、箱根湯本にある早雲寺に残っている、屏風《びょうぶ》か襖《ふすま》に描かれた龍虎図と同時期に描かれたという。そこで私は龍虎図も狩野元信が描いたのではないか、と考えている。言い伝えでは、早雲寺の虎の画《え》は、夜な夜な画から抜け出して徘徊するため、眼の部分を破って出歩けないようにしたそうだ。外郎家では、虎は真面目に絵の中に居てくれたので、絵を傷つけないで済んだ、という話である。しかし、私が早雲寺について調べた時は、龍虎図は公開されておらず、また画家の名前も不明、とのことだった。間違った言い伝えかもしれない。

さて、江戸時代から「ういろう」が大変有名になったのは、何といっても二代目市《いち》川團十郎《かわだんじゅうろう》によって歌舞伎に取り上げられたことからであろう。

言い伝えでは、歌舞伎俳優、二代目市川團十郎は、痰と咳の病に苦しみ、舞台に立つのが難しくなってしまったそうだ。確かに荒事《あらごと》を演じている時に咳き込んだりしたら、白熱した演技に水を差すことになってしまうだろう。一時は俳優を廃業することも考えた、と聞いている。それが、思いがけず、人から「薬のういろう」を貰って飲んだところ、よく効いて咳が治まり、台詞も、再び淀みなく言えるようになり、舞台に立つのにも支障なくなったそうである。感激した團十郎は、わざわざ江戸から、当時は少なくとも一晩泊まらなければ行かれなかった小田原まで赴き、外郎家を訪ねて礼を言ったそうである。

話はそれだけで終わらず、團十郎が予《かね》て親しんでいたという俳句の話が、当主の祖父（隠居していたというから、行脚を済ませて帰ってきていたらしい）との間で盛り上がり、長い逗留になったようである。私は、團十郎に薬を紹介して飲ませた人も俳句の関係者だったのではないか、と思っている。その場に一緒に居たかもしれない。

そして、團十郎は、自分が全快したこの薬の存在を多くの病に苦しむ人に伝えたい、この薬を世に広めたい、として舞台に載せることを申し出たそうだ。外郎家は辞退した。そう、もし父がその申し出を受けたにしても、勿論断ったと思う。前述の、口伝の造り方を思い出して頂きたい。さらに、室町時代の綸旨も残っている。その御心は守りたい。そこで、宣伝されたら、どんなことになるだろうか。薬に縁のあった人だけに知ってもらえれば、その為に八つ棟造りの目立つ建物も役立っているし、大きな平仮名《ひらがな》書きの看板もある。往来の人には宿の客引きが宣伝してくれている。さらには、團十郎に薬を渡した人のように、遥か江戸まで薬を伝えてくれる人もいる。それで十分ではないか。

しかし、團十郎の、「外郎」を演目にしたいという情熱は、大変大きかったようだ。俳句の話にかこつけて、何回も遠い小田原まで足を運んだ、という話も伝えられる。そして、ついに隠居は、その熱意に応えることにしたという。そして当主も従った。こうして、歌舞伎の演目『外郎売』は世に誕生した。私は昔、音楽プロデューサーだった方から、『外郎売』の台詞には、今も舞台俳優が必要とする殆どの言い回しが入っている、言い換えれば、この台詞がすらすら言えるようになれば、どんな難しい台詞でも、閊《つか》えることなく言える、と聞いたことがある。そのため、俳優やアナウンサーの卵の人達は、一度はこの台詞を勉強するのだそうだ。私には単に、早口言葉としか聞こえないが、その方の話から、團十郎は、喉が治った喜びを、どんなに言いにくい言葉でも滑《なめ》らかに言ってのけられる、という所作で表現したのではないか、と考えている。

元々この薬は「縁起が良い」薬だと言われてきた。そこにさらに、團十郎が治った喜びを表現したせいか、江戸時代以降、『外郎売』を演じると良いことがある、とか、『外郎売』を観劇すると運気が上がる、とか、果ては、「薬」とは関係ない「菓子のういろう」を作って「外郎売」のように売ると福が舞い込んでくる、とか、色々な噂話が広がっていたようで、言い伝えにも残っている。それほど、市川團十郎の演技は素晴らしかったのだ。

こうして、『外郎売』は團十郎が創作する以前に、実際に存在していたように思われてしまった。その言い立てが真似され、また変えられて大道芸の中にちゃんとした地位を占めることになった。「薬のういろう」が志《こころざし》しか貰っていないのを良いことに、本物を買いに来て、値段を決めて売って歩いた人もいた、という話も伝わっている。

一方、外郎家は、生活は年俸で賄《まかな》っていた。外郎家は町人になる時、後北条家から頂いた土地を全て返上していたが、朝廷から拝領した土地、所謂天領はお返ししなかった。さらに後北条時代に、足柄平野で、荒地を開墾して農地にするために力を尽くしたそうで、そこにも小作地を持っていたらしい。そういった土地からの米の収入で生活していたため、飢饉や災害があると大

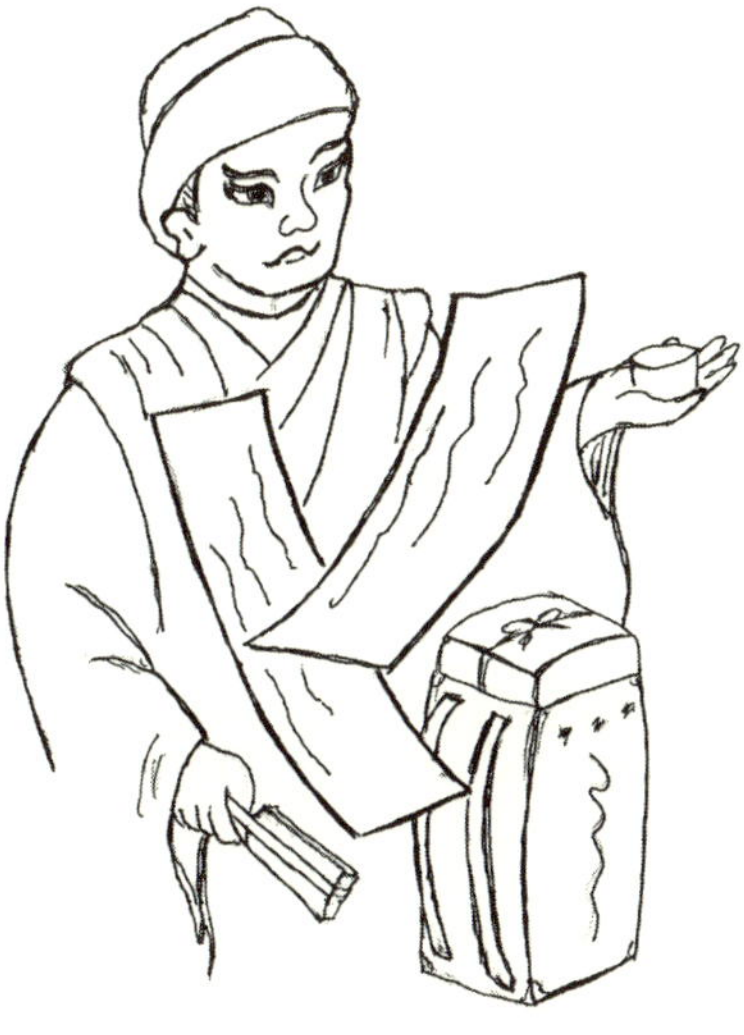

変なことになったそうである。

仙薬でも陰の薬や中間の薬、そして取り次ぎの薬では利益を取っても差し支えなかったはずだが、その収入は微々たるものであった気がする。それと「薬のういろう」の志で受けた薬代だけでは、到底生活できなかっただろう。薬の材料には高価な麝香や牛黄、沈香、人参などが必要だ。それを仕入れるのにはお金がいる。一方、世間的には元武家の格式を守らなければならない。どんなに無理をしても外見では見栄を張らなければならない。例えば、飢饉のとき、お城から、困っている人達に米を分けて欲しい、と要請を受けると、蔵の扉を開け放して、米を提供したそうだ。不思議なことに、この蔵の米は幾ら供出しても底をつくことがなかった、という。しかし、家の言い伝えでは、これは相当大変な負担だったようだ。そしてまた、「八つ棟」は潰れたら必ず建て直さなければならなかった。

明治の身分制度廃止までにどれくらいの土地、どれくらいの山を売ったのだろう。どれくらい、奥さんや、奥さんの実家を泣かせたのだろう。心が暗くなるような話が

二、三伝わっている。

そんな暮らしの中で、市川家が『外郎売』を上演すると決めた時、華やかで美しい江戸歌舞伎の雰囲気を持って挨拶に来てくれるのが、どれほどの慰め、どれほどの喜びとなったことだろう。大正時代になるまで、外郎家の当主でさえ、『外郎売』の舞台を直接江戸で観ることはできなかった、と聞いている。

鎖国していた江戸時代、薬の材料の仕入れはどうしていたのだろう。残されている言い伝えはあまりにもわずかである。一つは、仙薬には関係ないものであるが、紹介しておくと、鎖国になる前の漢方薬の処方は、僧侶や中国に勉強に行った留学生の人達が伝えたため、生薬の配合分量は、誰でも知ろうと思えば、知ることができたそうである。しかし、鎖国によって十分な量の生薬の入手が難しくなってしまったそうだ。確かに、今でも中国漢方に使われる生薬の量は日本の場合より、かなり多い。その為に、できるだけ少ない量の生薬で、できるだけ高い効果を発揮するような分量がどれくらいなのか研究する必要ができた、という。そこで苦労して、その研究をした漢方医の人達は、自分の弟子たちにしかその分量を教えなかったという。鎖国により、閉鎖的になってしまったらしい。言い伝えはそこまでである。しかし私は、そのお蔭で、日本で漢方が、より大きな進歩、発展を遂げることになったのだ、と思っている。

もう一つ、生薬の仕入れについて、残っている話は、生薬は神奈川県の中西部を流れる相模川を遡《さかのぼ》ってくる船で運ばれて来たというものである。しかも、鎖国時代でありながら、中国人も一緒に船で来ていた、というのだ。その生薬を厚木か、相模原にあった船着き場まで馬を引いて取りに行っていたそうだ。その運送を手伝ってくれていた人が、その縁で薬屋を始め、その薬屋が今も薬局となって続いているそうだから、根拠のない話ではなさそうだ。また、先祖が、渡し場で清国の人と交わした漢詩、清国側の、別れを惜しむ漢詩が残されている。しかし、調べた限り、国内に入ることが許されないはずの、中国の物資が相模川まで届けられていたような話は何処にも見つからなかった。

話は変わるが、私は家譜を読んでいない、と前述した。しかし、一応は読んでいた。

しかし、頭に残らなかったのには理由がある。江戸中期に外郎家の「八つ棟」は、地震の後の津波で流され、その時、京にいた時代から引き継いできたという家譜も流されてしまったそうだ。そこで、その時の当主は京都大徳寺（私の記憶では）の僧侶に頼んで、京での先祖の足跡を調べてもらい、家譜を書き直してもらったそうである。その僧侶は箱根湯本の早雲寺に来ていたとのこと。京から来ていたそうだから、頼みやすかったのかもしれない。

その時には、過去帳《かこちょう》（亡くなった人の没年を記した帳面）は無事だったので、当主は過去帳と家譜に書かれた、四代までの没年を比べ、一致していたので安心した、という話である。

ところが、私が、今に残されている過去帳と家譜を比べたところ、四代目、祖田有年の没年が、もう違っていた。お蔭で、どちらを信じてよいか分からなくなってしまったのである。何か新しく文書でも発見されない限り、四代までの正式な没年は分からないのではないか、と思っている。

江戸末期

さて、これから書く話は外郎家と少し離れると思う。何故なら、この話には外郎家は全く出てこない。疎開で失われてしまったので、証拠になるものもない。しかし、おそらく、今はもう、知っている者は私しかいないかもしれないので、ここに書き残しておきたい。

外郎家の菩提寺には、第二次世界大戦が始まるまで、勝海舟、西郷隆盛、山岡鉄舟、の三方が寄せ書きした襖《ふすま》があったそうである。いや、私の学生時代までは、「海舟」と署名のある、詩の一部を書いたような、表装していない和紙が大切に保管されていた（何時の間にか紛失してしまったが）。この三方は幕末のある時期に、菩提寺で会合を開き、その記念として襖に寄せ書きを遺したのだそうだ。

一体、何時この三方は会ったのだろうか。歴史では、勝海舟と西郷隆盛は敵同士になってから、江戸城無血開城の時に初めて会ったことになっているようである。そして、二人の仲介役を果たしたのが、山岡鉄舟だと聞いている。江戸城明け渡しの後に、其々大役を持っていた三人が、揃ってわざわざ小田原まで来て会合を持った、とは考えにくい。私の恩師は、多分、江戸城開城の前に、密かに小田原で会って打ち合わせをしていたのではないか、と言って下さった。どのような経緯で菩提寺が選ばれたのか、私には分からない。小田原には、天璋院《てんしょういん》のために、拷問にあっても自分の役目を隠し通して働いた尼僧がいたと聞くし、和宮《かずのみや》に仕えて、徳川家存続に活躍した女性もいた、というから（どちらも伝聞なので、間違っているかもしれないが）、江戸城開城に、「小田原」は陰で相当な役割を果たしていたと思われる。一枚の寄せ書きに纏《まつ》わる小さな、小さな逸話である。

明治時代から

徳川の時代が終わり、明治に代わってから、外郎家は薬に値段を決めて売るようになり、菓子も売り出したと聞いている。しかし、この時の、時代の大きな変化に従っていくことは、かなり大変だったようだ。先ず、明治政府は間口の広さで税金を徴収したようである。すると、外郎家は間口が五町もあったので、税金が払いきれない。破産の危機に直面したらしい。そこで、夜になると、こっそり米や酒を持って知人を訪ね、頼んでは、敷地を少しずつ貰ってもらったという。いくら東海道に面した、当時は便利の良かった土地でも、おまけに米や酒まで付いている無料の土地でも、自分の土地になれば、税金を払わなければならない。そのため、中々貰い手が見つからなかったそうだ。現在の「八つ棟」の位置は明治時代の「八つ棟」より奥に引っ込んでいる。これは、東海道を広げて舗装するとき、敷地が道路に取られたためだそうだ。

そして今も、前の道路の下には、室町時代の「八つ棟」の、礎石が埋まっている、と聞いている。道路工事の時に掘り出そうとしたが、当時の技術と費用では難しく、諦めてそのまま埋めてしまったそうだ。相当大きな礎石だったらしい。幾ら、譲れる場所は人に貰ってもらったにしても、「八つ棟」の部分だけでかなりの広さを占めていたことになるから、それでも税金は大変だったろう、と思う。

そしてさらに、日清戦争の時には、外郎家にとって大事件が起きている。私の学生時代、番頭さんは、自分の叔父さんから聞いた話として、日清戦争の時は、外郎は中国人だから、中国に帰れ、と排斥されて大変だったことを話してくれた。ずっと後になって、私は、小田原のために非常に尽力されていた名士の方から、その話が本当であることを裏付けるお話を聞くことができた。その方のお祖父様のお話では、外郎は、莚旗《むしろばた》を立てた人達に押しかけられ、中国人は日本から出ていけ、小田原から消えろ、と攻め立てられたそうである。そして、お祖父様は、「外郎はよく耐えたものだ」と感心していたそうである。

しかし、私は、先祖に同情するより、筵旗を持った愛国者の人達が、数百年もの間、十六の菊の御紋を破風に載せた家に押し寄せたことが不思議だった。それに、明治時代であれば、先祖が源氏の一族の娘と結婚してから既に数百年も経っている。

排斥運動を繰り広げた人達は、外郎家が、数百年も前に、源氏の一族になっていようが、天皇家の御紋を賜っていようが、元《もと》が中国人であることは間違いないのだから、源氏の血も御紋もまとめて追放しよう、と攻め立てたことになる。どうも、数百年前の彼らの先祖に、外国人が居たかもしれないことは棚に上げたようである。

日清戦争の時、明治天皇がどんな地位におられたか、分からないが、神ともいわれる存在だったと聞いているから、総大将ともいえるお立場だったのではないだろうか。その総大将の御印を、中国人が貰った印だから日本には要らない、と戦争の相手国である清に引き渡した時、どんなことが起こっただろう。明治政府は日本を愛する心で外郎家を日本から追放した人達に感謝しただろうか。一方では、当時、出征する家族に飲ませたい、と薬を買いに来る人は引きも切らなかった、と聞いている。愛国者の人達は、その薬も追放しよう、と考えていたことになる。いずれにせよ、私としては、莚旗まで持って押しよせるほど熱狂的な人達の望みが通らなかったことは、彼らのために良かったのではないか、と思っている。

しかし、この事件の時、当主が天皇家の御名を表に出すことはなかった。熱狂的な愛国者の人達の溜飲《りゅういん》を下げてもらうため、彼は箱根山仙石原に所有していた土地を全て売り払い、大蔵省（今の財務省）に寄付したのである。現在、仙石原高原が国立公園の中にありながら、個人所有の土地が多いのは、この時に外郎家が細かく切り売りしてしまったせいだと聞いたことがある。その売り方も相当急いだらしく、何とも乱暴なものだったようだ。起点になる所に人を立たせておいて、別の人が山野に分け入り、お互いが大声で叫ぶのだそうだ。その声が互いに聞こえる範囲を縄で囲み、その土地を「ひと声幾ら」と値をつけて売ったという。つまり、小さくて、通らない声の持ち主がその仕事をしたなら、同じ値段でも土地は狭くなり、大きくて、通る声の主が従事すれば、土地は広くなった、という。それが分かっていて、そういう売り方をしなければならなかった時代だったか、事態だったらしい。

一方、父は若い頃、大蔵省元官僚のお年寄りから、戦争の時は外郎家の寄付したお金で随分助かった、と礼を言われたそうである。それを聞いて、私は、研究者の方にお願いして、日清戦争当時の寄付の記録が残っていないか探して頂いた。しかし、見つけることはできなかった。

これに関係する話かどうか分からないが、家訓に「陰徳を積め」という言葉がある。人を喜ばせるような、善いことをする時に、人に知られてするのが陽徳であり、人知れずするのが陰徳だと私は解釈していた。しかし後になって、この家訓は、はき違えると反って良くないのではないか、と思うようになった。父は寄付を頼まれると「考えておく」と言って断っておきながら、匿名で寄付するという変な癖を持っていた。今、思えば、父は陰徳を積んだつもりだったのだろう。しかし、断った段階で、それはもう「徳」ではなくなっていたのではないか、と思う。一度は断って人を落胆させたのだから。

同じように、戦争時、政府に寄付をした当主も「陰徳を積む」行為をしてしまったのではないか、と懸念している。外郎排斥運動を我慢し諦めてもらうための寄付だったのだから、子孫の私としては、陽徳の方にして欲しかったと思っている。

書き忘れたが、この事件の前、外郎家は前述したように、大火事によって綸旨を焼失させてしまった。数百年も前の綸旨でありながら、当主はそのことで相当な罪悪感に囚われてしまったように、私には思われる。ただ、ただ薬を造り続けてくれる跡継ぎを見つけること、そればかり考えていたとしか思えない逸話が幾つも残されている。残念ながら、その行為は、仙薬本来の目的とはずれてしまっていたような気がする。

なお、この明治時代後期から大正時代は、清との戦争などがあったにもかかわらず、そして、漢方が政府によって否定され、医学は西洋医学のみとなったにもかかわらず、生薬の輸入は問題なくできたそうである。しかも、この時代は、良質の生薬が仕入れられた、と聞いている。

昭和になって

このあと、大正震災によって「八つ棟」は、私の記憶では数回目になるが、また倒壊した。それから、祖父と父が五代目の遺言を守って「八つ棟」を建て直す資金を貯めるまで、七十年も掛かってしまったのである。時代の大きな、そして速い移り変わりに対処しきれなかったことは否《いな》めないだろう。

第二次世界大戦が始まると、外郎家の従業員も次々と徴兵され、末期には男性は、祖父と父と番頭さんしか残らなくなってしまったそうだ。ところが、戦争が激しさを増すにつれ、戦場に赴く家族に薬を持たせたい、慰問袋《いもんぶくろ》に薬を入れたい、とする人達が、朝早くから店に並び、時には、江戸時代に参勤交代の大名本陣になった宿のところまで列を作った、と聞いている。他人から見れば、随分儲かるだろう、と思ったことだろう。しかし、私も残念でならないことに、頑固な祖父と父は、まだ、五百年も前の天皇の言いつけを守って、可能な限り安く、売っていたのであった。子供の頃にはまだ、殆ど一汁一菜で育てられた私には「武士は食わねど、高楊枝」など以《もっ》ての外《ほか》の話であるのだが。

しかし、これで、もし番頭さんまで徴兵されてしまうと、製薬が間に合わなくなってしまう。そこで、父は徴集名簿の管理をしていた役所まで行って、番頭さんの徴兵をできるだけ遅らせて欲しい、と頼み込んだそうである。勿論、何も返事を得られなかったようだが、実際には、終戦まで番頭さんに出頭を命じる赤紙が届くことはなく、お蔭で無事、薬を間に合わせていくことができたという。この時の役所の方のお蔭で、外郎家ばかりでなく、わざわざ遠くから薬を求めに来た方々も助かったわけだから、父はその方に感謝していた。私は後で、その方が偶然にも、私の恩師の父親だった、と知ることになった。縁は繋がっていたのである。

私が薬剤師になって直ぐの頃だったと思うから、終戦後かなりの月日が流れていたある日、秋田か青森から、一人の男性がボロボロの薬袋を持って訪ねてきた。その人は戦争中大陸にいて、部隊は終戦間近、南方にいたそうである。ある行軍の途中で、その人は食中毒のような、激しい下痢と腹痛を起こした。しかし、行軍に従って行かれないと、ジャングルの中には様々な危険があり、また現地のゲリラに襲われる不安もあったそうだ。その日の行軍には必死で付いて歩いたが、夜になっても激しい腹痛が治まらなかったという。そこで、自殺を決意し、慰問袋に入っていた薬を全部一気に飲んでしまったそうだ。すると、どうだろう、翌朝目が覚めると、腹痛は嘘のように消えていた。下痢も止まり、体調も良くなっている。信じられなかったそうだ。そこで、その人は、何時か、その、聞いたこともない名前の薬が何だったのか、確かめようと心に決めた。そこで、無事日本に帰っても、薬袋だけはずっと持っていたそうだ。ただ「ういらう」だけでは、東北地方で知っている人は少なかったかもしれない。復員してからの生活も色々あっただろう。それでも、その人は、諦めず、二十年近くかかっても、外郎家を見つけてくれたのである。

この話以外にも、私が子供の頃、南方戦線で食中毒を起こしそうな時に飲んで助かったとか、従軍時に動悸、息切れした時に使って助かった、という話を幾つか耳にしている。昔から武家に「縁起が良い薬」として珍重された理由がよく分かる気がした。また、長い年月、多くの人がこれほど喜んでくれる薬に関われること、知らないところで、知らない人達がこの仙薬を守ろうとしてくれていることが、私にもまた大きな喜びとなっていた。

薬の一府県一企業制

話は前後してしまうが、少し時間を戻して、世界大戦の最中、軍部が、多分物資を効率よく回すため、政府に要請して、製薬業の企業整備が行われたという。これは、各都道府県の其々一つの会社だけにしか製薬の許可を与えない、という制度だったようだ。当然、「薬のういろう」も、他の仙薬も、造れなくなるか、または、許可を取った企業に依頼し、製造方法を伝えて造ってもらわなければならなくなった。ところが、これらの仙薬が、造り方を教えたからと言って、簡単にできるものでないことは、前述の口伝から、お分かり頂けると思う。父は、薬を求めに来る人達への思いに苦しみながらも、二度と薬を造らない決心をしたそうである。しかし、再び奇跡が訪れた。時の厚生大臣が、この伝統ある日本の国で昔から造られていた薬を、全てここで廃してしまうのは残念だ、と思ったそうだ。そこで「せめて、一つだけでも例外として日本の伝統薬を残したい」と言って、厚生省に、その時日本に残っていた、古来の薬を造っている所で、最も古い所は何処か、調べさせた、という。結果、室町時代から既に製薬に従事していた外郎家が最も古い、と認められたという。さらに、「薬のういろう」と一緒に造っている他の薬が、本当に例外として残すだけの価値がある薬かどうか、の検討も行われたようである。その時に、残すべきだ、と厚生省に強く後押しして下さったのが、神奈川県の知事をされた方（当時、知事だったかどうか、定かではないが）だったと聞いている。その方は友人から「薬のういろう」の由来を聞いていたらしい。こうして、厚生大臣の、思い掛けない思い、のお蔭で、外郎家は特例として単独で製薬業の存続が認められ、戦時中も薬を造り続けることが許された。この奇跡がなければ、前記の逸話も生まれなかったことになる。

遺言と忠告

日本の敗戦後、高度成長期に至るまでの、個人的に聞いた逸話には、重苦しく考えさせられるものが多い。資本主義社会では、武器を扱う商人でさえ、商売に精を出さなければ、飢えてしまうことになると思う。そのため、敵対しそうな国同士を見つけて、互いに疑惑や不信を抱かせるように仕向けたり、支配欲を満足させるための、横車を押す手助けをしたりして忙しく働き、武器を買ってもらわなければならないのではないだろうか。私の考えでは、この仕事が昂じすぎると戦争が起きてしまうような気がする、その結果は、外面的にも、内面的にも、敗者だけでなく勝者にも、深い傷を残すことになるだろう。それでいながら、平和な時代には考えられないような英雄的行動、人道的な美談が生まれるのも戦争中や戦後が殆どのような気がする。

戦後十年以上経っていたのではないか、と思うが、ある時、父と番頭さんは突然厚生省に呼ばれた、という。驚いて駆けつけると、厚生省の薬事担当官から、医薬品の再評価（今はたぶん、法律が変わっていると思うので、この言葉でよいか分からないが）に関する法律が出来たことを知らされたそうだ。

「薬のういろう」は数百年も前の薬である。いや実際は二千年近く前の薬であるが、そのことは口伝なので当時の厚生省の人は知らなかったはずだ。いずれにせよ、その構成生薬には、現在では薬として使用しないものや、単独では副作用の心配がある生薬が含まれている。そういう物を含有している薬は再評価では通らない。使ってはならない材料を使っているとして、製造禁止にされてしまう。続ける積もりなら、処方変更しなければならない、という話だったそうである。

その時に、父は全く思いがけないことを聞いたという。既に亡くなられている、林大将という人が、厚生省の人達に、数ある伝統薬の中で「薬のういろう」だけは、どうしてもそのままの処方で末永く存続させて欲しい、と遺言を残して逝かれた、と教えてもらったそうだ。後から、私は、もしかしたら、戦時中、薬を特例で続けられるようにして下さった厚生大臣が林大将ではなかったか、と思い、調べてみたが、これも資料は見つからなかった。一方、父の方は、厚生省担当官の話から察して、林大将は、明治初期に天皇の綸旨を一度だけ調査に来たという、政府関係者からその内容を聞いたことで、薬を残したい、と思って下さったのではないか、と言っていた。

いずれにしても、その時の厚生省の方々は、林大将の遺言に応えたい、と真剣に考えて下さったそうである。従来の一般用医薬品製造業のままでは、薬の処方を変えなければならない。その時点では、唯一処方を変えなくて済むのが、薬局製剤であったそうである。そこで、担当官は父と番頭さんに、薬を薬局製剤に替えるように勧めた、という。しかし、薬局製剤の定義は、あくまでも薬剤師が調剤室で造った薬を対面販売する、ということになっているから、制約が出来てしまう。そのため、父は今更、一般用医薬品を薬局製剤に替えなければならないことは本当に辛いことだった、と言っていた。

後、他に残された道は、臨床試験を通して、単独で副作用がある材料を使っていても製薬して「薬」になれば問題ないことを証明しなければならない。しかし、その費用は何億円もかかる。薬の仕入れだけでアップアップしているような懐事情では、この方法は不可能であった。

その上に、困ったことには、薬局製剤になると、既に製薬を行っている工場を閉めなければならない。ところが、原料生薬を扱う都合により、調剤室のような狭く閉じられた所では製薬は不可能だった。工場や、同じように広い空間で製薬できない時は、薬はもう造れない。これには、担当官も困ったのではないかと思う、それでも諦めることなく、懸命に打開策を考えて下さったそうだ。

そこまで心配して頂けることを感謝した父の決意を受けて、厚生省の方々は最後まで丁寧に配慮して下さったそうである。当時、薬局製剤の許可は都道府県知事が与えるも

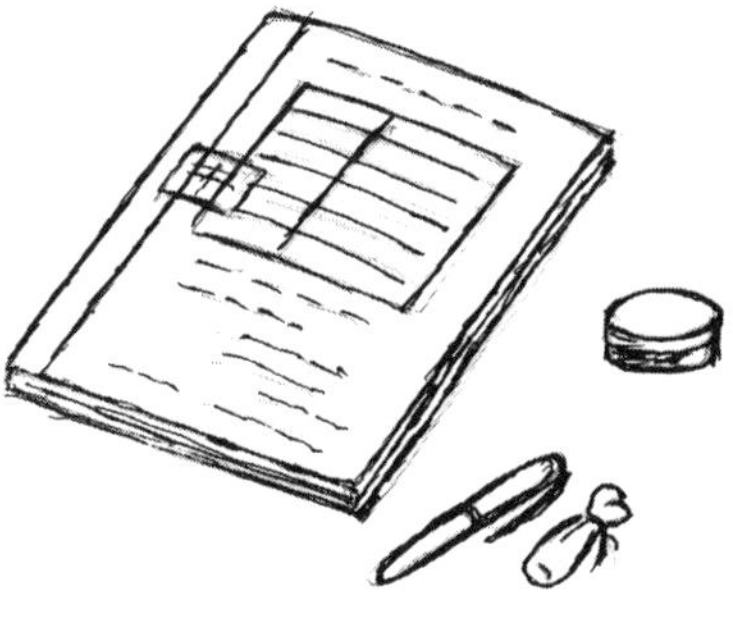

のだったが、特例として、その時の厚生大臣が許可を与えて下さった。また担当官は神奈川県の薬務課にも連絡を取って下さり、厚生省が決めたことを承認してくれるように話して下さった、という（なにせ伝聞なので、私の説明が少々おかしくても、お許し頂きたい）。

父も番頭さんも、その時の話になると、本当に感激した、と言っていた。そして、父は私に、林大将と厚生省の方々のご恩は決して忘れないように、と言っていた。それくらい急ぐ事態、間に合わなければ製薬が二度とできなくなるような状況だったようだ。

この時、厚生省担当官が提示して下さったという忠告は三つあった。それを破れば、法に触れてしまう可能性があり、薬は造れなくなる可能性があった。そこで、それから五十年近く、父も番頭さんも、また私も、古代の薬を、科学的医療の発達した今に残すには〝これしかない〟と信じて、忠告を大切に守ってきた。しかし、もっと別の面から、薬は否定されることになったのである。

時代に乗り遅れて

時代がさらに下り、社会の発展とともに法律もより複雑になり、今は、経済効率が何よりも重視される時代になっていると思う。

経済の発展とともに、中国から入ってくる生薬も、次第に質を落としていった。例えば、麦門冬《ばくもんとう》という生薬がある。私は、それを丸いものだと信じていた。学校で細長い紡錘形《ぼうすいけい》の生薬を見た時は、何か分からなかった。後で、元々麦門冬は紡錘形で、採取した時に芯を抜いてから乾燥させるので、丸くなったのだと教わった。

また、当帰《とうき》という生薬が丸ごと乾燥させて入って来た時、硬すぎて、私の力では、どうしても切れない。男の人に鉈《なた》で割ってもらったところ、太い銅線が中に通してあった。切れないわけである。これは、乾燥させる時に銅線を突き通して吊るし、乾燥すると、生薬の両側の銅線を切り落として輸出するのだそうだ。そうすれば、銅の分量だけ重くなり、生薬だけ乾燥させた場合より高く売れるのだそうである。

もう一つ例をあげると、半夏《はんげ》や縮砂《しゅくしゃ》といった生薬は、昔は白い厚紙で、たぶん一斤（約六〇〇g）ずつ包まれ、採取、または栽培した人の印だと思われる、赤い判が押してあった。それが、何時の間にか、山仕事で使ったかのようなジュート袋に、木くずや小石といったゴミのような物まで一緒に詰め込まれて届くようになった。そこで、一々紙の上に広げ、生薬だけ拾い集める作業が必要になったのである。細かい生薬の場合、かなりの根気を要するし、時間もかかる。

その上、麝香、牛黄は其々別の理由で、輸入が大変困難になってしまった。

こういった事情のため、製薬が需要に全く追いつかない事態になってしまったのである。

問題は、それだけで終わらなかった。菓子の登録商標の問題から、司法により、「外郎」は姓を表すものでも、薬を示すものでもなく、菓子を表す「普通名詞である」と定められてしまったのである。

こうして、「外人」の同義語は、人を表すものではなくなった。確かに、経済至上主義で考えれば、利益を求めない薬など、全くの時代遅れ、存在を許されるはずもない。固有名詞としての、名前の使用禁止まで言われなかったことがせめてもの救いであった。

一方、この決定は、外郎家を、綸旨を焼失させてしまった慚愧《ざんき》の念と、そのため余計天皇の御心に応えて薬を造り続けなければならない、という深い執着から解放するものであった。

しかし、私は、この判決によって、封建時代の只中で一般民衆に御心を寄せて下さっていた偉大な天皇がいらしたことが、このまま歴史の闇に消えてしまうことが、あまりに惜しいと思った。他にも理由があったが、この本を書くことにした一番の目的はここにある。

そんな訳で、この本を読む人は、どうか、末永く憶えておいて頂きたい。繰り返しになるが、室町時代、万民が貴賤貧富の別なく、平等に薬を手に入れられるように、と願われた、「後柏原天皇《ごかしわらてんのう》」の御名を。そして、その御心に感じて厚生省の人達に遺言を遺された、熊本出身の大将、林仙之《はやしなりゆき》氏の名を。さらには、義をもって、その遺言を守ろうとして下さった、厚生省の方々、神奈川県薬務課の方々のことも。

そしてまた、今、病に苦しんでいる方々、いや生きることに苦しんでいる方々が、ご自分の内なる神の存在を知り、脳で考えた心の欲求と、この次元に生まれてきた魂の願いとが、身体を違う方向に引っ張っていないか、自分に嘘をついていないか、ご自分の心の中を見つめ直し、魂の声に耳を傾けることによって、本当の意味で、この世の幸せを手に入れて頂きたい、と、心より願う（勝手なお願いだが）。

〝この世で幸せを得ること〟それこそが二千年前、これらの仙薬がこの世に誕生する時に〝籠められた祈り〟なのだから。

あとがき

この本は、私が物心ついた時から見聞きしてきた話を纏《まと》めたものである。時代考証さえ殆ど行っていないので、ご批判を受けるような部分も多いと思う。しかし、どうか、この話が追憶に過ぎないことをご理解頂きたい。

番頭さんが世を去ってから、父や私の周りには、口伝の考え方とは違う考えの人達が集まるようになり、次第に古来の製法を守ることは難しくなっていった。そして、ついに、厚生省の方々の忠告が無視されるに至り、私では、薬を造ること自体が不可能になってしまった。私の精一杯の抵抗は灰燼《かいじん》に帰し、万策尽きた絶望の果てに、身体を壊し、私は辞表を提出し実家を離れた。しかし、思いがけないことに、そして有り難いことに、会社における私の境遇に気が付いていた人達がいたのである。その方々の言葉に勇気を頂き、私は一人で生活していくために、恩師や、先輩、友人に助けを求めた。そして優しく、心強い支援と指導の下で、派遣調剤薬剤師の道に進むことができた。

ところが、さらに何年も経ってから、私は、寺の留守居として、篤《あつ》い信仰心で法華経の教えを守り、真摯《しんし》に勤めてくれていた管理人ご夫婦が、頼んだ父の存命中に、菩提寺を追われたことを知った。その時、私はこれらの薬の、仙薬としての真の終焉を悟ったのである。

ともあれ、この結末は初代によって予言されていたことであり、生じたものが何時か滅することは、自然の道理である。

だから、この本を手に取って下さる方は、遥か神話の時代にはこんな考え方で造られ、封建時代にはそんな思いで守られてきた薬もあったのだ、ということ、そして、それが資本主義時代の只中まで続いた、長い昔話として、読んで頂ければ幸甚に思う。

現在の外郎家と「薬のういろう」は、東洋神秘思想から離れることでこの時代に生き残ろうとしている。既に二〇〇四年の外郎家五代目が小田原に来住してから五百年目を記念して作った法被《はっぴ》には、その五代目が賜り、以来何よりも大切に守ってきた天皇家の御紋ではなく、拝領する以前の紋を付けたことで、その決意を世に示している。

どうぞ、乗り遅れた時代の風潮に追いつくため、新しい道を歩んでいる外郎家と「薬のういろう」を祝福し、温かく見守って頂きたいと思う。

最後までお読み頂き、心から感謝します。

有り難うございました。

外郎　まちこ（ういろう　まちこ）

神奈川県小田原市出身。薬剤師。10年ほど前から実家を離れ、関西、九州地方を中心に各地を転々としている。

ういらう
東洋神秘思想と共に二千年

2016年10月21日　初版発行

著　者　外郎まちこ
発行者　中 田 典 昭
発行所　東京図書出版
発売元　株式会社 リフレ出版
〒113-0021　東京都文京区本駒込 3-10-4
電話（03）3823-9171　FAX 0120-41-8080
印　刷　株式会社 ブレイン

ISBN978-4-86641-005-0 C0095
Printed in Japan 2016
落丁・乱丁はお取替えいたします。

ご意見、ご感想をお寄せ下さい。
［宛先］〒113-0021　東京都文京区本駒込 3-10-4
東京図書出版